Jim Phelps, M.D. 著

# 我為什麼還是很憂鬱？

## 了解第二型雙極性疾患以及軟性雙極性疾患

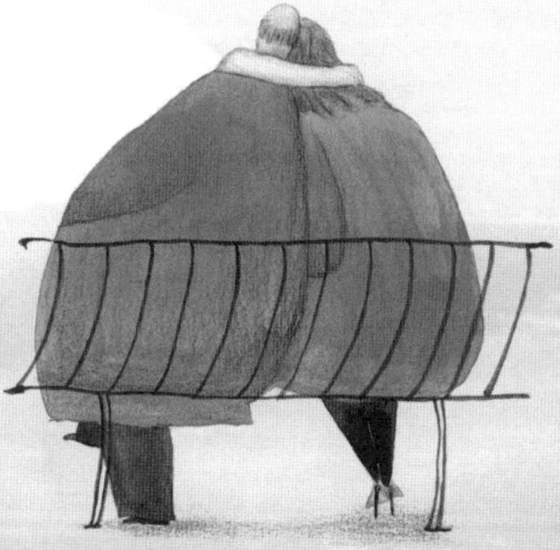

陳信昭　總校閱

陳信昭、王璇璣、謝佩君、陳婷婷、陳瑞和　譯

Jim Phelps, M.D.

# Why am I Still Depressed?

## Recognizing and Managing the Ups and Downs of Bipolar II and Soft Bipolar Disorder

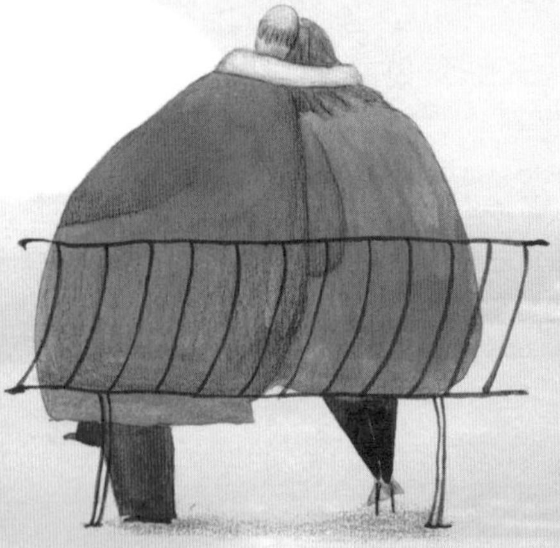

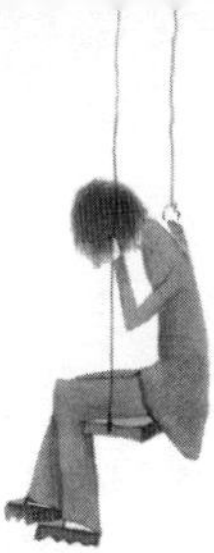

# 目錄 CONTENTS

## CHAPTER 3 沒有躁狂也沒有輕躁狂？——認識「軟性」雙極性疾患／039



## CHAPTER 4 形成你的診斷／055



## CHAPTER 5 還有什麼可能？排除類似雙極性疾患的病狀／079



# PART · 2 找到並使用正確的治療方法

## CHAPTER 6 獲得協助：你如何和你的醫師一起努力／103

# 作者簡介

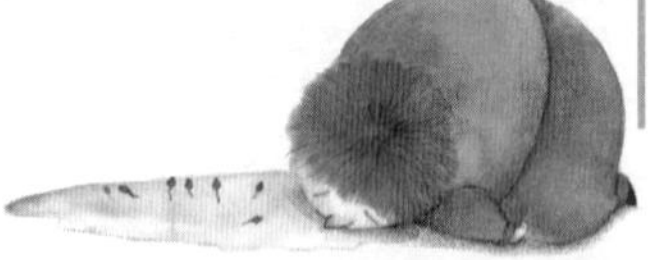

**Jim Phelps** 醫師已經從事精神醫療工作超過十五年，專長是治療雙極性疾患。他曾經投稿到 *American Journal of Medicine*、*Academic Psychiatry*、*Journal of Affective Disorders* 以 及 *Academic Medicine* 等期刊。要知道更多有關他的訊息，可以進入他的網頁 PsychEducation.org。

Why am I
Still Depressed?

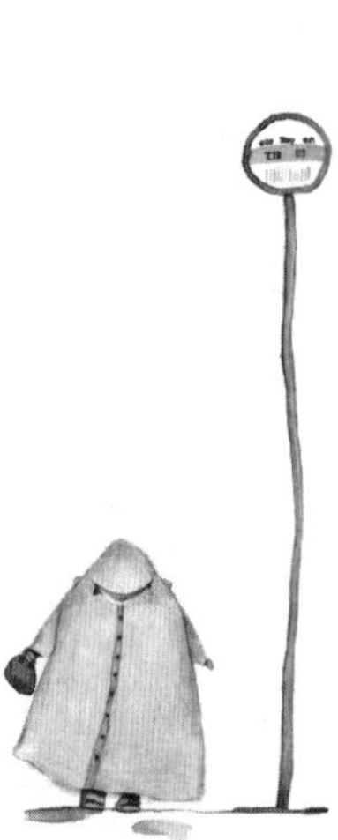

# 總校閱者簡介

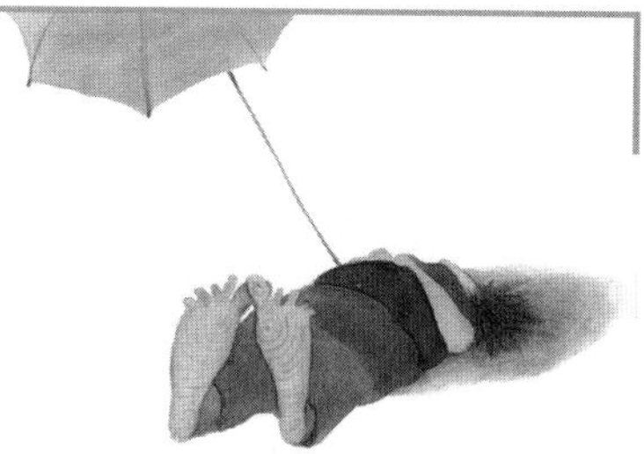

## 陳信昭

**學歷**：台北醫學大學醫學系畢業

**現職**：殷建智精神科診所主治醫師

兒童青少年精神科專科醫師

國立成功大學醫學院附設醫院精神科兼任主治醫師

台南市立醫院精神科兼任主治醫師

中華團體心理治療學會理事兼心理劇小組召集人

台灣兒童青少年精神醫學會監事

國際哲卡・馬任諾心理劇機構導演及訓練師

台南區中等學校心理衛生諮詢服務中心顧問醫師

國立台南大學學生精神衛生諮詢醫師

**專長**：兒童及青少年精神疾病之診斷與治療

心理劇實務、訓練及督導

心理治療實務及督導

**著作**：《行為障礙症兒童的技巧訓練》、《沙遊治療》、《心理劇與創傷》、《創傷後壓力障礙症的經驗性治療》、《當你的孩子需要精神藥物治療》、《兒童遊戲治療案例研究》、《敘事治療在學校中的應用》、《心理劇的核心》、《我的孩子該不該服用精神藥物》（心理）、《策略取向遊戲治療》、《婚姻治療》、《悖論心理治療》、《渴望父愛》、《改變之路》、《如何幫助患有飲食障礙症的孩子》、《策略取向家庭治療》、《遊戲治療新趨勢》、《兒童與青少年精神病理學案例研究》、《經驗取向遊戲治療》（五南）、《我的孩子得了憂鬱症》（心靈工坊）、《孩子的第一本遊戲治療書》（書泉）等譯著，以及有關兒童青少年精神衛生及心理治療文章數十篇

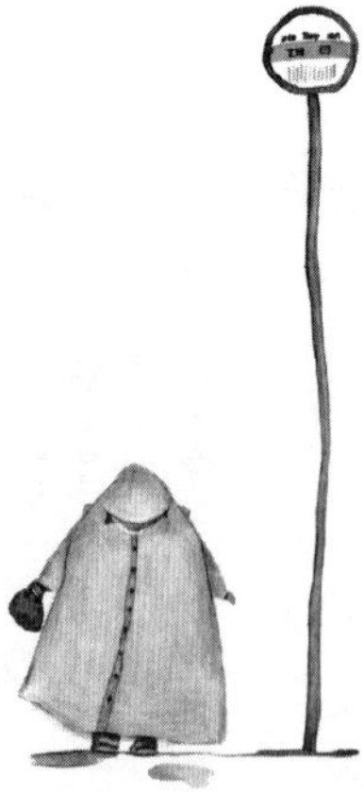

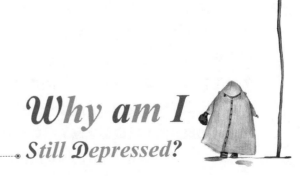

# 譯者簡介

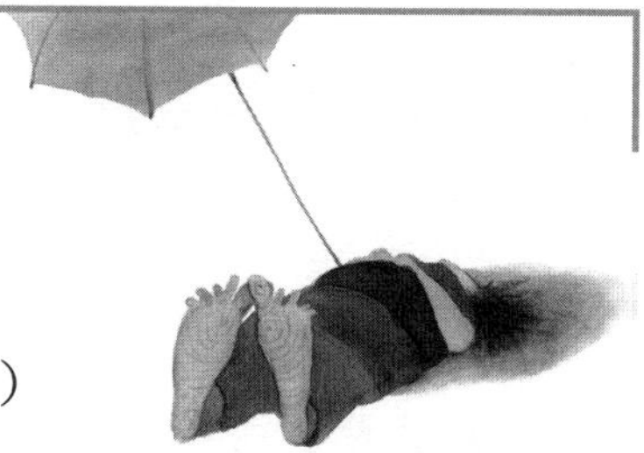

## 陳信昭（前言、簡介、第 11~14 章）

請參考總校閱者簡介

## 王璇璣（第 2~5 章）

**學歷：**國立成功大學醫學院醫學系

**現職：**台南市立醫院精神科主治醫師

## 謝佩君（第 7~8 章）

**學歷：**國立成功大學醫學院醫學系

**現職：**國立成功大學醫學院附設醫院精神部第四年住院醫師

## 陳婷婷（第 1 及 6 章）

**學歷：**高雄醫學大學行為科學研究所碩士

**現職：**臨床心理師

## 陳瑞和（第 9~10 章）

**學歷：**中國醫藥大學中醫系

**現職：**台南市立醫院精神科主治醫師

# 前言 Foreword

有一位病人前幾天告訴我：「我並不期望自己能快樂，我只是不想要那麼憂鬱。」我們應該要做得更好才對，而我認為，一部分解答是來自於摒除關於憂鬱症過於簡單的診斷及處方原則。

現今社會是如此頻繁地使用抗憂鬱劑，以至於 Prozac（百憂解）很明顯地殘留在水中，導致有人擔心是否會對魚類的生長產生負面效應。然而，憂鬱症的治療卻沒有達到該有的效果。我們不禁想到十九世紀的醫師 Oliver Wendell Holmes 所講過的先知預言：「假如我們把目前全世界在使用的藥物都丟入海裡，那人類可能會過得更好——但魚類卻會很慘。」最後證實抗憂鬱劑並非許多人想像中的萬能藥，其中一個原因是抗憂鬱劑並不永遠是抗憂鬱劑，在某些人身上，例如患有雙極性疾患的那些人，抗憂鬱劑可能發揮不了作用，事實上有時還會讓症狀惡化。

診斷及治療憂鬱症的主要議題是要知道某人面對的是何種憂鬱症。它是香草口味——直接、規則的「單極性」憂鬱症；或是巧克力口味——合併有情緒起伏、躁狂症狀的憂鬱症，即「雙極性」憂鬱症？而且，假如是雙極性，那是標準的雙極性疾患——典型的躁鬱症帶有極端的高和低情緒；或者是雙極性「光譜」的一種變異型——重複的憂鬱帶有較輕微的高情緒或雙極性疾患的其他特點？

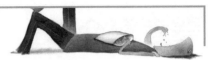

若想要了解憂鬱症、治療它，以及從中復原，我們真的必須再多了解兩種變異型以及特別是雙極性光譜。這並不是一個直截了當的主題；在學術界中有太多的爭議，而幾十年來我們也忽視了這個部分。我們並沒有充分了解這個疾病：憂鬱症的所有變異型。我們在研究及檢視雙極性光譜方面並沒有達到該有的程度。我們也沒有很清楚地了解到何時該使用抗憂鬱劑以及何時不該使用。然而，確認我們不懂並且增加我們對這些問題的覺察，就是我們往前邁進的第一步。

在每天的臨床實務工作中，這種對我們自身限制的覺察卻意外地打開憂鬱症診斷及治療方面的新視野。並非所有的憂鬱症都一樣，而且並非所有的憂鬱症都對抗憂鬱劑有反應。在本書中，Jim Phelps 提供了一次重要又很有智慧的演出，他描述了憂鬱症的變異型、雙極性光譜的概念、抗憂鬱劑的運用及限制、情緒穩定劑的益處及限制，以及或許是最重要的，如何將這些知識放在一起運用。他是從知名的執業精神科醫師這個角度來做這個工作，而且他已經觀察過學術界在這方面的戰爭，然後從中看出它們在每天的實務治療工作中究竟意味著什麼。

Phelps 的這本書雖然清晰且精簡，卻沒有失去其複雜性——一種吻合單極性憂鬱症及雙極性光譜現實的真正複雜性。然而，他揭露這種複雜性的方式對臨床醫師及病患都應該很有用。關於憂鬱症的書籍有很多，但我沒有看過像本書這類型的書。這不是一本關於憂鬱症的典型書籍。或許有人想模仿 William James 稱這本書是關於「憂鬱經驗的各種變異型」：一本多元的實務書籍，內容是關於我們真的知道和我們真的不知道的事，以及在面對科學的限制之下，我們如何下決定來診斷及治療憂鬱症。

***S. Nassir Ghaemi***

# 總校閱者序 Preface

這本書肯定會是一本很有爭議的書；可能也會有很多人認為這是一本反對抗憂鬱劑的書。可能有不少精神科醫師會覺得書中的某些論點極為荒謬；但是可能也有某些精神科醫師覺得本書內容真的是真知灼見，為他們寫出心中思考已久的困惑。不管你是屬於哪一邊，請靜下心來細細品味全書；但更重要地，如果你是正在服用抗憂鬱劑的患者，請千萬不要在看過本書的觀點之後立刻停用抗憂鬱劑，必須先與你的精神科醫師討論，聽聽他的看法，因為其實目前大多數的精神科醫師所抱持的想法可能與本書的觀點有所差異，你不可不慎！

這幾年來躁鬱症或雙極性疾患的診斷好像一下子多了起來，真正原因其實並不清楚，可能是過去比較重視的是嚴重的躁鬱症，對於症狀中有輕躁狂的第二型雙極性疾患就常受到忽略，而精神醫學界最近也到了要重視輕躁狂對人們的影響的時候了；也有可能是過去將易怒、情緒不穩定看成是憂鬱症可能呈現的症狀，但是最近有些精神科醫師卻認為這些症狀很可能是雙極性疾患的症狀，因此診斷自然就比以前多出很多了；當然，也有可能是躁鬱症真的比過去多了。不管是何種原因，也不管你喜不喜歡這樣的趨勢，精神科醫師及病患都必須面對這個問題，而雙方也勢必要花更多的時間來討論診斷及治療的相關議題。

心理出版社林敬堯總編輯在前年主動寄來此書英文版，並要求我評估翻譯的可行性。當時我也正困惑並質疑雙極性疾患的增加趨勢，於是便答應了這項工作。然而，由於三年前我在專業生涯方面有很大的變動，而且工作量又增加了許多，再加上同時翻譯及校閱好幾本書，因此這本書的翻譯便一拖再拖，期間還承蒙林總編輯多次關心及鞭策，最後才得以完成。因此，本書的出版第一個要感謝的人就是林總編輯。當然，璇璣、佩君、婷婷、瑞和他們四人的努力是最大的功勞，若非他們的協助，本書的出版時間勢必還要往後延，他們都是我很熟悉的好夥伴，很高興有機會與他們一起完成這項不容易的任務。

雖然這些年來我已經參與超過二十本書的翻譯或校閱工作，但是每一本書的工作對我而言都是一項新的挑戰，本書當然也不例外。期待各方先進不吝提出指正，好讓本書更臻完善。

陳信昭

2009/4

於台南

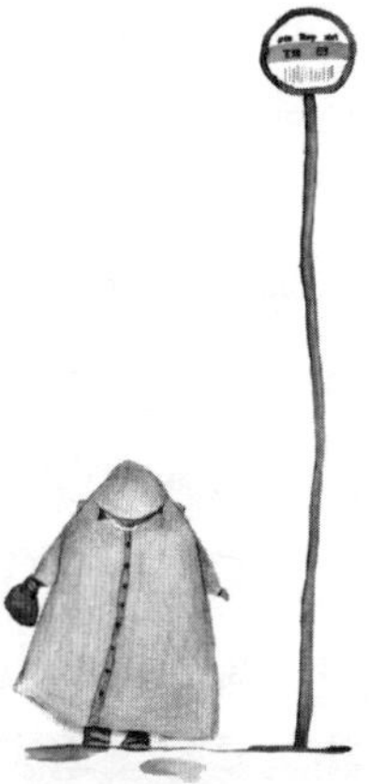

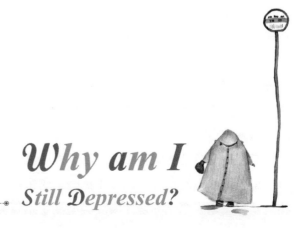

# 簡介 Introduction

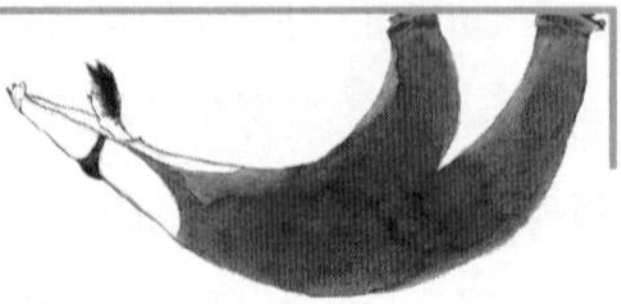

這是關於憂鬱症的另一本書嗎？不是已經有很多了嗎？雙極性疾患呢？我們是不是把這些情況轉到一個簡單的解釋——而且是太快地轉到有長期及短期風險的藥物呢？「自求多福」的概念怎麼了？這些擔心有一些優點（當然是關於已有書籍的數量！）。在此同時，作為精神科醫師的我看到過病人嘗試過許多不同的方法，有的是自己做，大部分是在基層醫師的協助之下做。他們嘗試過藥物及非藥物的方式（包括草藥、維他命以及其他另類療法），每一次都沒有持續性的效果，偶爾還會有惡化的情況。這些經驗讓我相信有許多許多的人可以因從不同角度來思考憂鬱症而獲得益處。

我要你思考下列問題：你有過重複的憂鬱發作嗎？你有過某種有時候看來不只是憂鬱的情況嗎？你有時候也會焦慮和易怒嗎？你有時候會只睡幾個小時，然後就整晚無法再睡嗎？你有時候會有一些無法停止的念頭嗎？若有任何這些症狀，再加上憂鬱，那你的情況可能會是雙極性疾患的另一種形式或是變異型。

有雙極性變異型的人通常看起來憂鬱、聽起來憂鬱，而且被診斷為憂鬱。他們通常接受像是 fluoxetine（Prozac）之類的抗憂鬱劑治療。但是抗憂鬱劑可能會讓某些人惡化，有時候甚至會讓他們出現以前沒有過的自殺意念。

當然，非常低的情緒、能量及動機，就如正式的重鬱症診斷，也可以是一種嚴重的情況，此時用抗憂鬱劑來治療通常很有用。那麼會讓抗憂鬱劑造成惡化的是什麼變異型呢？單獨憂鬱症會出現像是能量低、情緒低以及動機低等症狀，而這類雙極性疾患包含了所有這些症狀，再加上額外的一些併發症狀。正如我前面所提，這些症狀可能是激動、易怒、睡眠困難，或快速且無法停止的想法。它們也可能包括情緒或能量的戲劇性起伏。有時候會有情緒或焦慮的複雜家族史，或是許多親戚有飲酒問題。有時候會有重複的憂鬱發作卻自己好起來，或者有時候抗憂鬱劑短期有效，但之後就不再有效。最重要的指標之一是不斷復發的憂鬱。多數患有重鬱症的人在一生中會有一到兩次發作。若是有重複的短暫發作，為期兩、三個月或更短，那就比較像是某種雙極性疾患。

一旦有任何這些額外的症狀或徵候，就應該想到你所面對的可能是比重鬱症更複雜的狀況。儘管如此，請留意我們還只是在談論憂鬱症再加上某些其他症狀。我們不是在談論有關「瘋掉了」、躁狂、精神病或行為失控。但是我們是在談論一種極為常見的情緒問題。某些情緒專家甚至認為那包括了大約三分之一的所有憂鬱症版本。

好消息是我們有著廣為人知的治療方法，而這可以為這些雙極性變異帶來與抗憂鬱劑同等、或甚至是更好的療效。壞消息是對於這些變異作為一種診斷有著相當大的困惑。治療你的那位醫師有時候並不能認同你所表達的情況。假如診斷有誤，你可能會接受錯誤的治療，而這可能會讓你的症狀惡化。對這種情況有如此多的困惑，以至於某些醫師開始擔心會有過度診斷的問題，然而證據卻指出有診斷不足的情況。我們會在第 4 章嚴肅討論過度診斷的後果，以便確定所有風險都能獲得檢視。

## 本書能如何幫助你

本書的第一部分聚焦在情緒光譜（Mood Spectrum）問題的診

斷。在說明情緒光譜的細節以及如何運用這個模式來了解你的診斷之後，第一段落對目前雙極性疾患病因的看法做了個總結，並連結到會不斷隨研究進展而更新的資源——幸運的是研究發現的步調正在加速中。在本書的其他部分中，你會發現有一系列章節在討論如何為你的情緒狀況得到良好的治療。你可以先看目錄，然後跳到對你最有用的幾章，但是前三章一定要先讀過，那幾章在解釋情緒光譜的概念。整本書都是運用這樣的思考方式。

## 額外的資訊及參考文獻

不管你相不相信，我已經盡力將本書寫得淺顯易懂。有些讀者可能還是會想要取得進一步的資訊及參考文獻。起初我試著在章節附註中提供更多細節，但是在本書完成時，那部分卻占了三十五頁！然而本書篇幅有限，因此我不是將此部分刪除，而是將它移到我的網頁。我很抱歉把這些額外的資料放在一個電子步驟裡，而不是你的手上。不過，一旦你進入那個網頁，會發現有優惠：直接連結到更進一步的資源！歡迎進入以下網址：psycheducation.org/notes.htm。

你在那裡會發現依章節編排的三種額外資訊，以方便你快速跳到你正在閱讀的段落。

1. 額外的思考：只會引發少部分人興趣的一些細節被放在這裡。我鼓勵你就算一次也好，看看裡面有些什麼。
2. 連結：利用這些連結進入其他可以擴充你正在閱讀章節的網址。
3. 參考文獻：你可能會認為參考文獻只適合專業人員，但是在讀過整本書之後你會發現我對證據的強調。現今有這麼多的健康資訊，你需要有一個系統來評價它們。保護自己免於誤入歧途（通常是讓某些人變得更有錢）的方法之一是要求作者提出他主張所根據的證據。我希望你有機會可以看到本書陳述背後的參考文獻，特別是對於某些比較重要或有爭議的陳述。我在本書最後提供了一個引用文章的清單；然而，感謝網際網路，我也可以讓你連結到真正的期刊文章（或至少是文章的總結，稱為摘要）。我希望你會發現這樣比從清單上找尋參考文獻來得更加容易一些。

現在開始去發現你是處在情緒光譜的哪個位置！

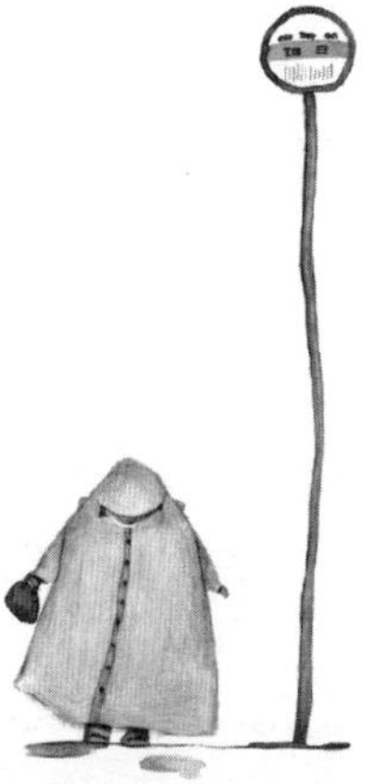

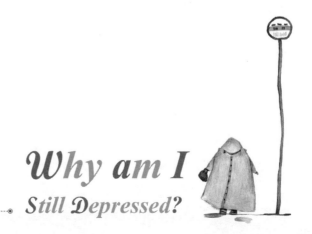

# 你有雙極性疾患的輕微形式嗎？

PART 1

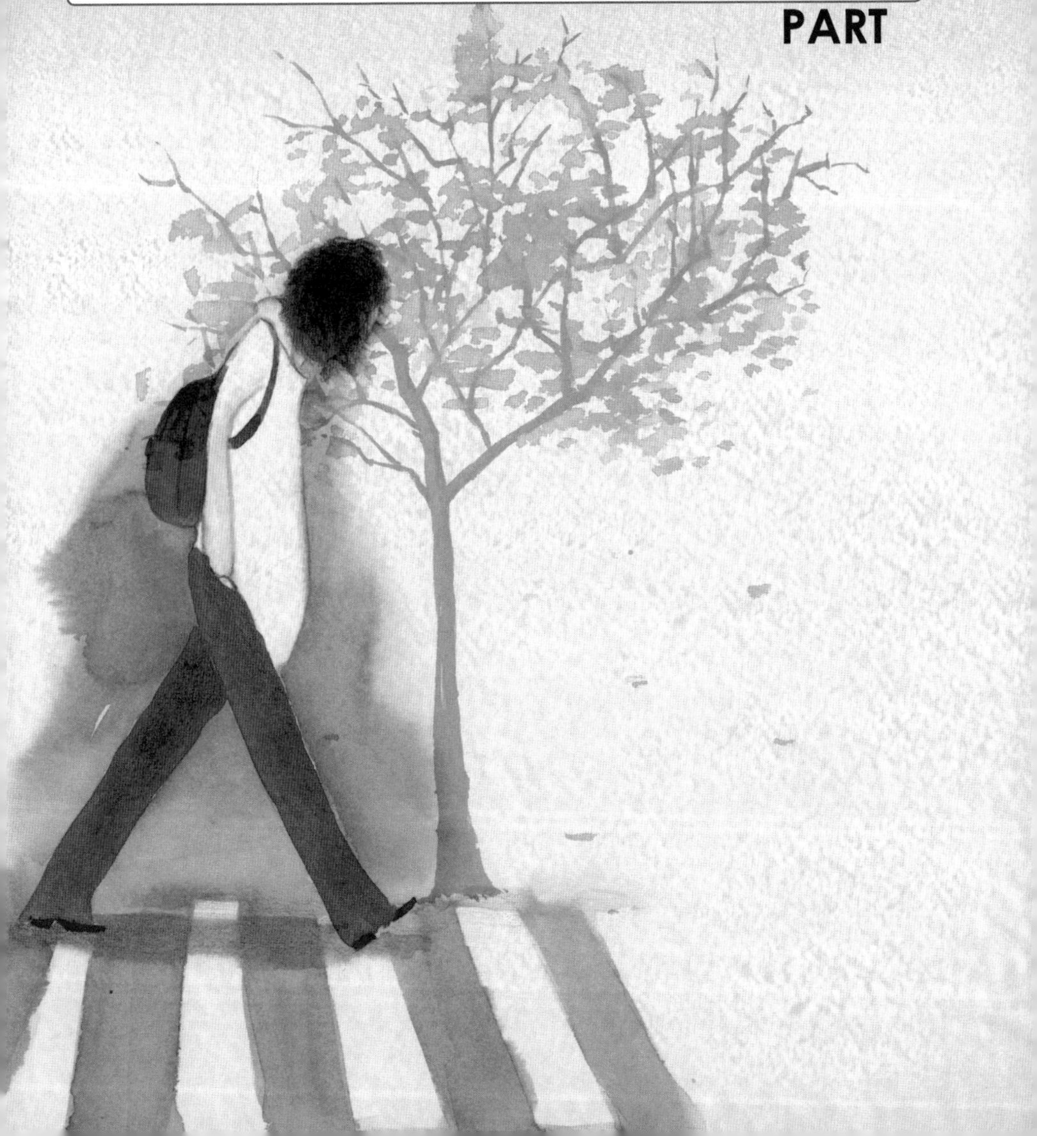

CHAPTER 1

# 了解情緒光譜 以及它能如何幫助你

大部分的情緒專家同意一件事，就是很多人的症狀表現得比憂鬱症多，卻又比雙極性疾患少。但是在正式的精神疾病診斷準則手冊，亦即《精神疾病診斷及統計手冊》（*Diagnostic and Statistical Manual of Mental Disorders, DSM*），並沒有這些人的位置。所以，有一個新的系統已經和 *DSM* 並駕齊驅地發展出來了。事實上這個「新」系統已經很老了，之所以感覺好像很新，是因為和我們這些做醫師的人過去五十年來都是怎麼做診斷的有關。在這種思維方式出現之後，憂鬱症及雙極性疾患的診斷似乎是落在光譜的兩端（見圖 1.1），而且人們全都可以在這個連續光譜中被找到。

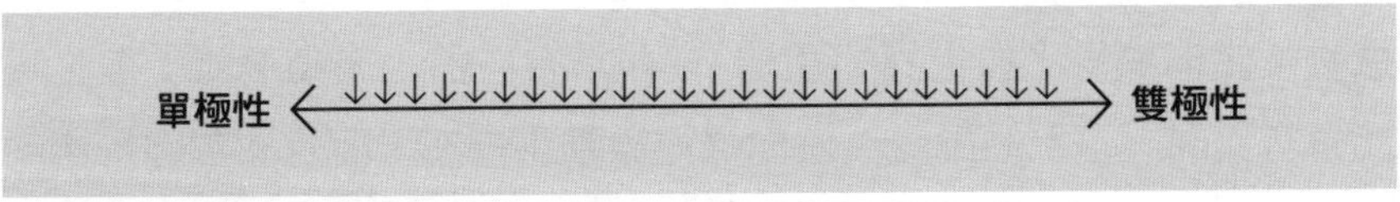


圖 1.1　情緒光譜

如你所見，一端是單極性憂鬱症〔unipolar depression，在 *DSM* 中叫做重鬱症（major depression）〕，而另一端是雙極性疾患（後面我們馬上就會有一些細節的檢視），但是你可能會問躁鬱是什麼呢？這種狀況在以前被稱作躁鬱症（manic-depressive disorder），是整個情緒狀況中最極端的形式，而現在則叫做雙極性疾患。這個情況的特質是躁狂（mania），可能包括妄想、幻覺、偏執和各種問題行為。喝！要在這裡打住了！本書並不是在講躁狂，好嗎？而是情緒光譜（Mood Spectrum）剩下的其他部分，這些部分就定義上來講並不包括躁狂。

## 了解情緒光譜的中段部分

大多數的人聽到雙極性疾患時會聯想到躁狂，即使只是那麼稍微地接近光譜的另外一端，就認為這個人可能和雙極性疾患有關，這個想法真是令人驚訝！你可能回應這個想法說：「我？嘿！我知道躁狂的意思是什麼，而且我知道我從來沒有過。」但是你可能不知道在情緒光譜的中段部分所有其他雙極版本。你知道的可能只是雙極性疾患最極端的型態，而且不是細緻的變異型，而後者可能看起來像是單純的憂鬱症。

哇！已經有很多專業術語了：單極性、重鬱症、雙極性、躁狂和雙極性變異，你怎麼稱呼它有什麼大影響嗎？哦！絕對的，接下來要說的就是為什麼了。抗憂鬱劑（antidepressant）的藥物治療可能使雙極性疾患惡化，它們可能造成躁狂的發作，包括不只是正向或欣快的感覺，使你覺得「在世界的頂端」、非常有自信、充滿潛能；但也可能會有負向、不悅的感覺，使你覺得激動和憤怒，而且認為你周圍的人都是笨蛋、動作慢吞吞並極為悲慘。

躁狂的負向版本嗎？對你來說這可能是一個新的觀點，但是對精神科醫師來說它並不是新的看法，醫師早就認知到躁狂並非總是對等於欣快經驗。雖然多數人將躁狂和好的（事實上是太好的）感受聯想在一起，但躁狂的另一種版本卻是嚴苛而令人不快的，這個版本可說是欣快版本的*加速版*，就是會有快速的思考、快速的行動和強而有力的熱情。但是這其中並沒有欣快感，事實上相反的，它正好是*不悅的*（dysphoric），憤怒和憂慮通常很顯著出現。

許多人並不知道，這個負向版本至少是和欣快版本一樣普遍，而更少人知道的是躁狂的負向版本可能和憂鬱症狀同時發生，就像你即將在第 2 章看到的一樣。據悉這種*混合狀態*帶著比較高的自殺危險性。大多數情緒專家相信，讓雙極性疾患的病人服用抗憂鬱劑，可能會造成不悅型躁狂和混合狀態。這個現象就是為什麼美國食物藥品管理局（Food and Drug Administration, FDA）建議，開立抗憂鬱劑給每一個人之前都應該先篩檢是否有雙極性疾患。你可能聽過 FDA 所提出服用抗憂鬱劑後自殺死亡的評估報告。FDA 總結說，至少有一些危險性是來自那些看起來像有重鬱症（單極性）、但事實上是患有雙極性疾患，而且只有吃抗憂鬱劑的人身上，他們最後變成激躁的混合狀態。以下補充報導指出被抗憂鬱劑誘發出這種狀態的例子。

**理解她症狀的真正原因：露絲的故事**

露絲是一名 39 歲的女性，有兩個小孩並擁有一份好工作，對於想要事情變成怎麼樣總是有強烈的感受。實際上她知道自己對保持事情按部就班有點強迫性，她通常必須回頭檢視以便確定事情都做對了，

（續下頁）

例如檢查、確認瓦斯爐是否關好或是門是否鎖好。雖然這些情形從沒有讓她覺得干擾到需要尋求治療，但是她的醫生認為她有強迫行為模式。

後來她開始出現憂鬱期，因此希望同時治療憂鬱及輕微的強迫行為，醫生便開給她被認為對兩種狀況都有療效的抗憂鬱劑處方。在她寄給我的信中描述到，她回想起在服用第一劑的抗憂鬱劑後，她的心情狀態開始改變：

> 不光只是有恨，也同時完全不在乎。我似乎無法擺脫它，而且很不幸的，這種憎恨和漠不關心的感覺使我完全不想嘗試去改變它。我憎恨我的人生——它不是什麼？它會變成什麼？或不會變成什麼？我厭惡婚姻，覺得沒興趣去擁有一個人。我厭惡旁邊有人，希望我可以完全地孤獨一人。傷害我自己的感覺現在開始發生得越來越頻繁——但是我沒有這麼做。直到幾個月前我還沒有這種感覺……我以前從來沒有覺得我想要死——有時候只是因為我的小孩——但是我仍然從未做過。但是我不再有這種感覺，就是感覺有任何理由可以說服我不可以死。為什麼會發生這樣的情況呢？

露絲在這個時間點上被轉介給我，在看過她的病歷資料後，我開始用情緒穩定劑（mood stabilizer）治療她（這些藥用來治療雙極性疾患，後面第 8 章會討論到）。這個處方有幫助，而且很幸運的它效果相當快。她現在服用全劑量的一種情緒穩定劑和低劑量的另一種藥物，而且從前一次發作至今三年來她已經復原得非常好。

雖然她的名字和細節已經被更改過，以確保她的身分不會被認出來（本書所有病人的故事都如此處理），但是露絲的故事說明了診斷真的是關係非常重大的一個重要例子。

## *DSM* 與情緒光譜

要去了解以光譜的方式思考精神疾病診斷的重要性，重要的是要了解相對的一個現行 *DSM* 系統（精神疾病診斷準則）。這個光譜系統把情況看做是連續性，就像圖 1.1。*DSM* 系統則是以某些特定發現的有或無來定義情況。例如 *DSM* 對重鬱症的標準，不管你是不是信服，我把它簡要列在下面：

A. 至少出現下列三項異常情緒中的一項，且明顯干擾到生活：
   1. 異常的憂鬱心情。
   2. 異常的失去所有的興趣和喜樂。
   3. 假如是 18 歲以下的人，出現不正常的易怒情緒。

B. 至少二週的憂鬱期間內，同時出現下列症狀至少五項：
   1. 異常的憂鬱心情。
   2. 異常的失去所有的興趣和喜樂。
   3. 食慾或體重的困擾，其中一樣：
      - 異常的體重下降（並不是在節食）或食慾減少。
      - 異常的體重增加或食慾增加。
   4. 睡眠困擾，異常的失眠或異常的嗜睡，其中一項。
   5. 活動的困擾，異常的激動或異常的遲滯，其中一項。
   6. 異常的疲累或失去活力。
   7. 異常的自責或不合宜的罪惡感。
   8. 異常的專注力不足或決斷力不足。
   9. 對死亡異常的病態想法（不只是害怕死亡）或自殺。

C. 這些症狀不是情緒一不一致的精神病所造成。

D. 從來沒有躁狂發作、混合發作，或輕躁狂發作。

E. 這些症狀不是生理疾病、酒精、藥物或毒品所造成。

F. 這些症狀不是正常的喪慟反應所造成。

就像你所看到的，*DSM* 系統對使用者而言並不是那麼親善。它們看起來是奇特的精確但又很武斷。例如，根據 *DSM* 對雙極性疾患的標準，躁狂發作必須至少持續七天。那麼，如果某人的躁狂發作持續六天半那怎麼辦呢？那就不是雙極性疾患嗎？

然而，事實上 *DSM* 也真的提供了許多有用之目的。首先，在研究上它是一個重要的工具，它讓匹茲堡、賓州、達拉斯、德州等不同地方的醫師能夠研究重鬱症並且互相比較他們的研究結果。像我這樣的臨床醫師（一個禮拜中大部分的日子都是在看病人，相對於一個通常一個禮拜只看非常少病人的研究者）在執業時可以研讀他們發表的研究，並且將這些結果運用到一些相似的病人身上。

此外，*DSM* 的分類，例如重鬱症、雙極性疾患，可以讓所有了解它診斷規則的人用來當作一種共通的語言，這使得醫師和治療師很容易使用一套共通的假設來談論主要的診斷分類。

因為 *DSM* 有這些價值，我們不能嘲笑它或是將它丟棄。只是我們必須認清它的限制，並且認識到本書所描述的這個光譜模式在用來當做看待方式時有其好處。

關於不同模式的這種思考方式，像是 *DSM* 相對於情緒光譜，有一個專有名詞稱為*啟發性*（heuristics）。用平易的話來說，它的意思就像是：做一個憑經驗的猜測，然後看看它如何運作。試試看一種特定的思考或看待問題的方式，假如使用這個猜測或模式似乎會帶來更好的結果，那就繼續使用它。假如沒有，就試試其他的假設。下一小節會解釋情緒光譜的概念如何在這種情況下變成一種有用的工具。

## 情緒光譜：只是一個不同的思考方式

在 *DSM* 的思考模式中，做出一個正確的診斷需要決定帶有憂鬱症狀的病人是單極性或雙極性；在情緒光譜取向中，我們臨床醫師不會問對你下什麼診斷才是最正確的標記，我們反而會問你的症狀可能是落在情緒光譜的什麼位置。哈佛教學醫院的雙極性疾患門診（Bipolar Clinic）最近開始使用類似的一個系統，他們稱之為雙極性指標（Bipolarity Index）。他們不會說你「是」或「不是」有雙極性疾患，而是試著去決定你雙極性的程度如何（第 3 章將會對雙極性指標有更多介紹）。但是假如你開始覺得對所有的術語和思考方式有所困惑，記住，你的診斷有兩個主要功能：

1. 幫助引導你做有效的治療。
2. 提供一些關於你未來的線索（例如，這會不會消失？會變得多糟？會不會再復發？我的小孩會不會得到？）。

有一些人會發現自己的症狀是醫師們有爭論的中間部分，從那裡不會得到任何一邊的診斷功能。很不幸的，就像你可能經驗過的，這個單極—或—雙極的爭論可能變得很極端。一旦醫師們彼此不同意對方，病人可能被困在中間，那絕對不是好事。假如真的發生這種情況，每個人都必須放輕鬆，並且記住診斷僅只是對真實的最佳估計，而不是代表真實。診斷是歸納出來的：它們應該要能夠幫助我們，而不是讓過程更加困難！我希望從現在算起十年後，我們對情緒疾患的了解將會進步很多，使得我們將來回頭看現在的觀點時覺得難堪、困窘，到時候我們會說：「看我們以前多困惑啊！」

## 使用情緒光譜來診斷雙極性變異

在圖 1.1 你看見的箭頭指出，人們在情緒光譜上是平均分配。但真的是這樣嗎？在所有的這些連續點上面真的都有人嗎？或是有些自然的缺口將某個診斷類別與其他類別區分開來呢？Franco Benazzi 醫師對這個特有的想法做了研究，這位義大利的情緒研究者發現並沒有這些缺口。儘管這只是一個單一的研究，但研究結果證明，在試著區辨單極性疾患與雙極性疾患時，並未發現一個自然的切分點。所以中間必然有一個「混合帶」(mixing zone)，在這裡雙極性症狀已經減少，而且終究會有一個點是雙極性減少到零。亦即以情緒光譜的模式來看，一個人可以「有點雙極性」。儘管這可能讓你覺得奇怪，但是這就是本章所要陳述的——所以請你繼續讀下去。

是的，你可以「有點雙極性」，少到你一點都不認為自己有躁鬱症或雙極性疾患。但是這就是你為什麼必須知道這些事情：或許你有足夠的雙極性，所以當你與比你有更多單極性的人相較之下，抗憂鬱劑會對你帶來更多的危險性；或許你有足夠的雙極性，所以當你與比你有更明顯雙極性的人相較之下，用來治療他們的治療方法對你來說也許效果比較好。

## 命名並了解雙極性疾患的不同類型

當你繼續從本書或其他資訊來源，例如網際網路，來了解情緒光譜時，你可能會遇到雙極性變異的不同名稱。對於「有點雙極性」目前有二種名稱，第 2 章將著眼於其中一種，稱之為輕躁狂(hypomania)，特別是很輕微的輕躁狂。第 3 章將著眼於另一種形式，稱作軟性雙極性疾患（soft bipolar disorder），同時檢視雙極性如何混入正常之中。最後，在第 4 章我們將會知道如何形成你的診斷。然而，首先讓我們花片刻時間來知道這些名稱。正式的雙極性疾患次分類經常被以像圖 1.2 的圖形來描述，在線之下的那些長條圖描述的是憂鬱，在線之上的那些長條圖則是描述輕躁狂或躁狂症狀。這些長條圖的高度則顯示出症狀的嚴重度。

## 第一型雙極性疾患（躁狂）

第一型雙極性疾患（bipolar I；躁狂）是完整躁狂症狀（第 2 章詳述）和完整憂鬱症狀的組合。若躁狂發作主要是心情欣快，這通常被稱為典型的雙極性疾患（classic bipolar disorder）。這個觀點以前被稱作躁鬱症，雖然大多數的人聽到雙極性這個字所想到的是欣快型躁狂。但是當你從本書中學習時，你要知道雙極性疾患實際上極為多變和複雜。

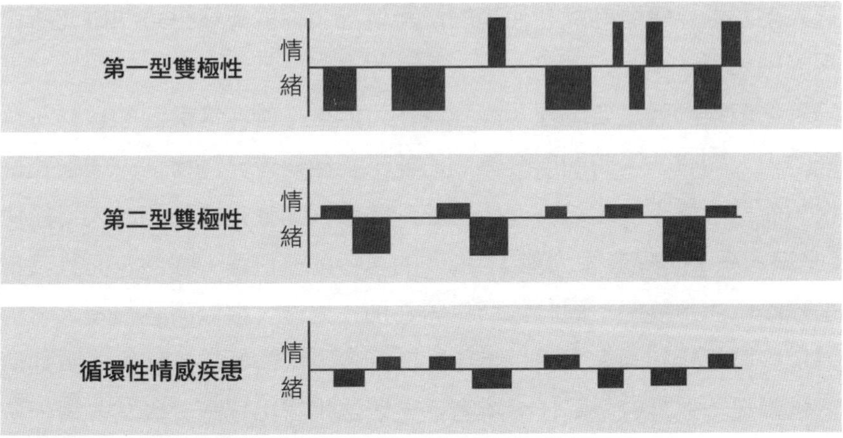


圖 1.2　正式的雙極性次分類

## 第二型雙極性疾患（輕躁狂）

雖然輕躁狂的名稱已經被通俗地使用好多年了，但在之前它都不是正式的名稱，直到 1994 年版的 *DSM* 中才變成正式名稱。假如你認識希臘字的字首 hypo 的意思是「比較少或在下面」時，你就能指出輕躁狂的意思就是「一點點的躁狂」，它非常的接近躁狂症狀，但是較不嚴重而且有時候持續的時間較短。

定義上，第二型雙極性疾患（bipolar II）包括了情緒光譜上最常見的症狀，那就是輕躁狂和完整憂鬱症狀的組合。第二型雙極性常常被用來指光譜上介於第一型雙極性和單極性之間的整個部分。然而，就像你在第 2 章將會讀到的，輕躁狂有許多變異。就如本章說明的，只有一點點輕躁狂的人，實際上可以是「有點雙極性」。但是，擁有嚴重輕躁狂的人就不是一點點了，它可能和擁有躁狂本身一樣糟或者更糟。第二型雙極性疾患的自殺率和第一型雙極性疾患一樣高，甚至有些研究的結果還指出第二型的自殺率比第一型還要高。如果你看過病人經歷過伴隨著輕躁狂而來的激躁情況，你就能懂得這些研究所發現的結果了。

這個竅門就是要記住，躁狂發作可能是一個非常負面的經驗。躁狂的人大約有一半時間所經驗到的並不是愉快或充滿自信、樂趣和愉悅，而是心情不悅，這時他所經驗到的感官知覺是惡劣和令人不愉快（光線太亮了、噪音太大聲）；他們的思考都很快速、強烈，而且常常是極端負面及憤怒；同時他們也認為別人太慢、很笨而且很煩人。上述這些對輕躁狂的人來說也是如此。許多臨床醫師認為病人喜歡他們的輕躁狂，並且會隱瞞住，或者甚至無法辨認出它屬於異常。對一些輕微的輕躁狂而言，可能有一些真的是這樣，但是對嚴重的輕躁狂來說就很少會是這樣了。病人真的知道自己的煩亂、失眠和加速感。除非解決的方法本身帶來重大的問題，否則當他們發現可以停止這些不舒服的方法時，他們就會非常傾向於不斷使用這些解決方法（適度飲酒、避免夜間燈光，在第 11 章會討論；或服用情緒穩定劑，在第 8 章會討論）。值得慶幸地，醫師們現在有很多治療選項，通常能找到一種不必把病人放在只能症狀和副作用二選一的治療方式。

## 循環性情感疾患

即使循環性情感疾患（cyclothymia）在 *DSM* 中也是一種正式名稱，但是這個診斷很少被使用。因為它症狀中有輕微憂鬱，但這和第二型雙極性疾患的完整憂鬱症症狀有所區別，因此病人和醫師很自然會避免使用這個名稱，因為他們可能不願意用一個雙極性的名字去標籤這種輕微的症狀。

## 其他未註明的雙極性疾患

對於不符合正式名稱診斷準則的情況，*DSM* 會使用其他未註明（not otherwise specified, NOS）的名稱來標示，因此就會有其他未註明的憂鬱症、其他未註明的焦慮症、其他未註明的精神病等等名稱。其他未註明的雙極性疾患（bipolar NOS）是在描述病人具備雙極性的某些特徵，但並不符合 *DSM* 中任何特定雙極性變異的診斷準則。其他未註明的標示在實務上有時候會被開業醫師使用，這樣就不用再更精確地去確認到底是哪一種特定的雙極性疾患。除此之外，因為這個特有的名字相當不明確，有些醫師──和或許有些病人──覺得這個特別的標示比較不會讓人有污名化的聯想。雖然臨床醫師不應該這樣做，但我知道對於有雙極性特徵、而且可以被診斷為第二型雙極性疾患的病人，他們有時甚至還會下其他未註明的憂鬱症這個診斷，這是因為這個診斷在所有的名稱中聽起來最沒有污名化的感覺。

## 軟性雙極性疾患

軟性雙極性光譜在1987年被介紹出來，這並不是*DSM*的標示，它是被使用來指稱本身沒有明顯躁狂症狀的整個雙極性變異之集合。就像先前所說，明顯的症狀比較可能會被不同的觀察者辨識出來，這就創造了一個明顯的發現，可以在診斷上定錨出結果。相對的，較不明顯的症狀會造成臨床醫師在做診斷時比較沒有堅實的立場，於是就出現了軟性雙極性這個名詞。這個名詞有時候相當普遍被用來指稱任何雙極性的變異，但在其中支持診斷的資料並不明確、不易被確認或較難達成共識。

我希望你已經得到結論是，確實診斷雙極性疾患可能非常困難，而同樣的，要確實排除雙極性疾患可能會是一件更困難的事。診斷者——或者是你——要做什麼呢？對抗這種混淆情況的方法之一，就是學會更多關於雙極性變異，就像接下來兩章所呈現的。

CHAPTER 2

# 你「有點雙極性」嗎？——認識輕躁狂

本章會詳細說明輕躁狂到底是什麼樣子。不過，我們還是先弄清楚 *DSM* 對於輕躁狂的正式定義，再來看如果攪進真實狀況後這泓清水會變怎麼樣。人們常常忘了 *DSM* 的定義並不完全等於事實，而是用大家都接受的方式描述臨床上最理想、最典型的個案，然後藉此給研究精神疾病的人建立一致的診斷系統。臨床工作者站在這個系統上，各自詮釋每個病人的個別經驗。所以，「情緒光譜」這個模式可能很有用。

*DSM* 的系統所列舉的輕躁狂症狀和躁狂基本上完全相同，這點令我厭惡。我正想努力說服你說你「有點雙極性」，卻偏偏必須給你看一堆我早知道不符合你情形的輕躁狂症狀！真是諷刺：這本書是要寫給你看的，可是下面提出的很多症狀你可能都沒有（第 3 章會提到，有些人可能完全沒有這些症狀，但仍然有些雙極性傾向）。所以切記，不要看了以下的症狀表後，就否定我接下來要告訴你的完整故事。你一定要繼續讀完這一章，看看很輕微、很不明顯的輕躁狂長得

什麼樣子。不過，我們還是從症狀表開始，因為輕躁狂和躁狂都有這些症狀；然後我們再來看看官方定義的輕躁狂和躁狂有哪裡不同。

*DSM*系統對輕躁狂的要求是要有明顯異常的情緒轉變（如高昂、擴張或易怒），還要符合以下條列的症狀至少三項：

1. 膨脹的自尊心或自大狂。
2. 睡眠需求減少（如僅睡三小時即感覺已休息足夠）。
3. 比平時多話或不能克制地說個不停。
4. 意念飛躍或主觀經驗到思緒在奔馳。
5. 注意力分散（意即注意力太容易被不重要或無關的外界刺激所吸引）。
6. 目的取向之活動（有關社交、工作或學業、或性生活）或精神運動性激動的增加。
7. 過分參與極可能帶來痛苦後果的娛人活動（如此人從事無節制的大採購、輕率的性活動或愚昧的商業投資）。

你可以看到，這裡頭沒有一項真的很怪異。事實上，這就是本章的主題：在「正常」和輕躁狂間並沒有明顯的分界線。圖 2.1 就反映了這點，描述這些輕躁狂症狀在「情緒光譜」中嚴重度逐漸增加的情形。

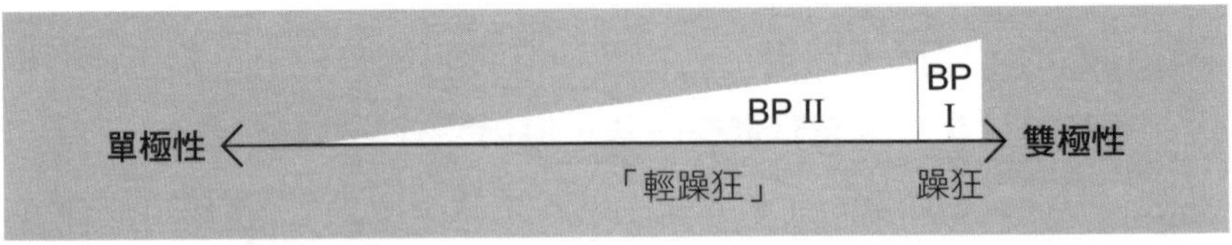


圖 2.1　光譜中的「躁狂」

## 輕躁狂和躁狂的不同

正式定義中，輕躁狂和躁狂有兩點可做區分：

1. 這些症狀只要持續四天就算輕躁狂，但躁狂就須達到一週。
2. 輕躁狂的這些症狀沒有嚴重到在社會或職業功能中造成嚴重損害，但躁狂是會造成嚴重損害的。

這裡我稍微作了點弊：為了讓事情不那麼複雜，先略過其他兩個可資區辨的特性。*DSM* 的規則也說，輕躁狂不會有精神病症狀（譯註：如幻覺、妄想）；因此，如果已經和現實脫節，那這個人在定義上處於躁狂。另外，輕躁狂應該不需要住院，只有躁狂才需要住院。不過話說回來，精神病症狀通常對社交和職業功能都會造成嚴重的損害，而住院在今天的社會來說，幾乎也算是一件影響社會和職業功能的大事。所以即使我不把這兩點算進去，也不算作弊騙人。

很多情感性疾患的專家都認為，這裡定義的發病時間（四天與一週之差）太長了，因為在真實生活中輕躁狂症狀常常沒持續那麼久。舉例來說，有一型已為人熟知的輕躁狂（甚至是躁症）持續時間不到一天，這個類型有自己的名字「短日循環」（ultradian cycling，後文有討論），而且和某特定基因有關。換句話說，輕躁狂持續的時間並不是診斷最有力的條件，反而常被忽略，迄今症狀持續的時間似乎也不會影響研究結果。

因此，輕躁狂和躁狂最根本的不同可以歸結到這句話：「社會和職業功能的嚴重損害。」留了點解釋的空間，對不對？如果有人仍然可以做本來就熟悉的工作，或者他雖然做事只有一半的速度可是做得完工作，老闆也勉強可以滿意，那能算「職業功能損害」嗎？這種損害，就跟雙極性傾向的很多其他特徵一樣，也有從完全失去功能到稍微損害的光譜存在。因此如果我們仔細去看，會發現使用 *DSM* 的規則並不能很輕易地區分輕躁狂和躁狂。

我們等一下就會來看看輕躁狂的這種光譜特性，還有這個光譜最左邊，也就是輕躁狂完全消失的那一點。不過得先弄清楚更多細節：的確，我們有理由說 *DSM* 系統定義的第二型雙極性疾患（特色是輕躁狂）和第一型雙極性疾患（特色是躁狂）真的不一樣。似乎不管是哪一型，在家族中流傳下去的形式並不會改變：第二型雙極性疾患父母的孩子如果受到影響而發病，就會是第二型雙極性疾患；而第一型雙極性疾患父母的孩子受影響發病時，就會是第一型雙極性疾患（這是一般的情況，不過也有例外）；這種遺傳形式過去被認為跟養育方式有關。跟其他雙極性疾患的變異型比起來，第一型雙極性疾患似乎對鋰鹽（lithium）反應較佳；其他型的雙極性疾患用鋰鹽可能也有效，只是仍然不如第一型雙極性疾患的效果。這種在「情緒光譜」上不連續的地方就是在圖 2.1 中那個往下走的小小階梯。請注意，除了這點，輕躁狂是平滑而連續的變化，逐漸降到零點的過程中並沒有任何不連續突然往下掉的地方。

## 輕躁狂到底是什麼樣子？界定症狀

規則、文字、圖表……以臨床來說，這些東西在真實生活裡到底是什麼樣子？我們挑出這個輕躁狂光譜上的幾點，來看看一個人在輕躁狂光譜上的位置不同可能有哪些不同的經歷。這種方法就好像在後院地上鑽幾個洞，取出幾團泥巴。我們現在就來檢查四個不同的地方取出的「泥巴」，也就是沿著這個輕躁狂光譜上取的 A 到 D 四個點：「沒有症狀」、「輕微」、「中等」，還有「嚴重」（見圖 2.2）。

不過別忘了，輕躁狂症狀是以連續梯度的方式分布。如果你從 B 往右挪一點點，症狀看起來就會稍微像 C 一些；如果從 C 再往右移一點點，看起來就會有些像 D，在這個梯度上移動大概就是這個情形。

還記得輕躁狂和躁狂的診斷準則嗎？在表 2.1 中，你會發現輕躁狂期也有不同的「濃淡程度」。你可以列出雙極性光譜（bipolar spectrum）上，在不同的輕躁狂程度的每個準則會有哪些特定的症狀或行為。不過還是別忘了，在上面所提的四個點中間，還存在「中間型」。

接著我們來仔細看看這些診斷準則，因為詳細了解輕躁狂後，你會比較能夠把自己擺在情緒光譜的正確位置上。

## 自大

或許你認為所謂的自大，就是對自己認識不正確、或者說「膨風」。不過我有個病人說：「你也知道，躁狂的相反不只是憂鬱，其實還有沒自信。」她的話讓我更仔細聆聽人們在情緒或能量轉變時，對自己的感覺如何改變。自信（confidence）這個詞好像還不錯，比較貼近這些人的親身感受。

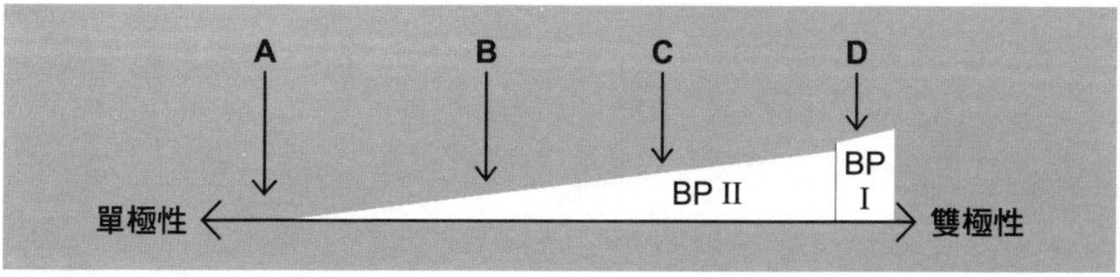


圖 2.2　鑽入輕躁狂及躁狂

表 2.1　躁狂症狀光譜

| 症狀 | A（無） | B（輕微） | C（中等） | D（嚴重） |
|---|---|---|---|---|
| 自大 | 對自己的看法沒有改變 | 因自己的成就、能力、前途感到開心 | 「生命舞會」，極富魅力 | 不可動搖的自信，冒犯別人 |
| 睡眠 | 如常（七至八小時） | 五至六小時，或每晚醒一至二小時 | 四小時就夠了；或是常常醒過來 | 二小時就可以很有精神，或者整晚只是小睡 |
| 多話 | 跟其他人一樣 | 健談，對每個話題表達很多意見 | 「機器嘴」，很難慢下來或不說話 | 沒辦法打斷、不容易聽懂 |
| 意念飛躍 | 跟平常一樣 | 很多想法，好壞都有（例如創新的點子或負面的思考） | 快速且持續存在精采或可怕的聯想 | 片斷、極為快速地從一個想法跳到另一個 |
| 注意力分散 | 平常的注意力，可以專心 | 比較難維持注意力，有些跳躍 | 沒有組織，更沒有效率 | 沒有焦點，幾乎無法完成任何事 |
| 活動量增加 | 和平常一樣，沒有改變 | 較多計畫和想法，很有創造力 | 活動的步調和範圍增加了，衝動 | 持續、不能自主、危險的選擇 |
| 痛苦後果 | 通常會避開 | 有時會後悔自己的選擇，但還不到無法收拾的地步 | 花上至少一百美元（三四千元台幣以上），性慾增加，做些有點危險的事 | 大採購（至少一千美元、或三四萬元台幣以上），愚昧的性關係，藥物濫用，犯法 |
| 易怒 | 跟別人一樣，可以控制 | 運氣不太好，有時得事後道歉 | 常常無預警發作、失控 | 懷有敵意、恐懼，可能有暴力行為 |

但是，對於有輕躁狂或躁狂的親友而言，自大（grandiosity）這個詞或許更適用。自大到了極點會變得很危險，或許不一定影響到己身安全，卻很有可能冒犯別人，以致丟掉工作、和人家鬧翻。這時候，病人的腦子可不懂得說「噢，別擔心，我今天真的不是故意這樣

的，只是正好輕躁狂到最嚴重而已。」老闆和朋友更沒辦法猜到「約翰今天失常了」，他們可能只覺得約翰是個混蛋，然後把他開除或者躲得遠遠的。這種覺得自己就是很偉大，老是覺得別人動作都太慢、又沒用的人，有誰能受得了呢？（如果來就醫的人正好是雙極性疾患的這個階段，可能會被誤以為是自戀性人格疾患。）

然而在還沒那麼嚴重的時候，這個症狀可能產生相反的效果，吸引別人注意、令人難忘。最輕微的自大可能為時甚短，或許每個月只有一天，那時你會比較積極參與團體，會有一小段時間認為自己真的可以幫別人些什麼，也可能覺得腦子裡的計畫絕對會成功。換句話說，這個特徵可以看起來很正常，也可以很少見、很怪異。然而，你可能想不到這些不同形式的自大都和躁狂是遠親。對你來說，那種感覺跟平常沒什麼兩樣。

## 睡眠減少

書上對這個症狀的描述應該是「睡眠需求減少」，這的確是躁狂的典型特徵，而且有些輕躁狂的人也會有。但是病人的說法常常是沒辦法睡，覺得很沮喪。他們可能會用各種西藥、中草藥、甚至毒品來幫助睡眠──協助入睡，而且睡得久、睡得沉。如果問他們，在這段拚命睡著的幾個小時，會不會覺得腦子裡「充滿了各種想法」，他們通常都回答「會」。換句話說，這些人和典型的躁狂病人不同，睡不著卻一點也不舒服。他們會覺得筋疲力盡，而且失眠通常是他們尋求治療的主要原因之一。

典型躁狂個案通常非常早醒，可能早到清晨四點就醒來，精神飽滿，準備一天的行程。不過，輕躁狂常見的失眠，卻有好幾種不同的形式：

- 因為腦子停不下來，所以睡不著。
- 沒辦法睡得久；最常見的情況是睡了三、四個鐘頭以後，睡眠就變得斷斷續續，明明有睡卻好像沒睡到。
- 這種情形比較少見：單純就是很早醒來然後就沒辦法再睡著了。

## 多話

有時候個案自己就可以察覺到這個症狀。有好幾個病人告訴我：「我覺得今天我話很多呢！」不過，常常病人並不覺得自己多話。他們非常非常渴望能告訴別人自己在想些什麼，可是他們的思考偏偏又轉得飛快，所以結果看起來就是精神科醫師所形容的不能克制地說個不停，聽眾於是就好像被消防水管噴水一樣，被他們的話給打得七葷八素。精神科醫師可以從病人的話有多難被打斷來估計他們多不能克制說話；不過當然，這也得要有個良好系統監測他們自己本身的行為。多話和意念飛躍的關係非常密切，而意念飛躍也是輕躁狂的症狀之一。當思考快到極點，這些想法冒出來的速度就會快到讓說出的話很難懂。偶爾有些個案記得曾經聽朋友抱怨過，他們那一長串的字眼到底說些什麼實在很難聽懂。

然而，這個症狀也可以輕微到只有一天的時間，你覺得真的有些有趣的事想告訴人家，也非常願意把這些事說出來。你可能會發現自己說話比較大聲，或者比平常風趣，說了很多機智笑話或幽默的雙關語。這可能和你平常的狀況完全相反；平常的你可能安靜、不主動發言、談話內容無趣，這樣的個性和缺乏自信息息相關。當然整個看起來你就是很害羞，或者用現在的心理衛生概念，就是社交焦慮（正式名詞是社交恐懼）。這種焦慮可能是也可能不是情緒疾病的一環。通常只要有效治療情緒或能量起伏，這種焦慮就會好一點，不過仍然需要更多處理來避免這個焦慮問題影響生活。

要熟知病人的情形，我才能發現他「每分鐘所說的字數」有沒有改變。即便如此，我還是常常不敢肯定這個症狀是不是就代表輕躁狂發作。畢竟，每個人都有些特別愛說話的時候，不是嗎？愛說話不一定是雙極性疾患吧！不過，對於有些本來就有雙極性傾向的人而言，多話仍然可能是能量轉變的早期警訊。

## 意念飛躍

這個症狀嚴重的時候，可能有類似以下的情形：一個很愛閱讀而且書不離手的人，居然沒辦法讀書了！我就常常聽到病人這麼說。思考跳躍得太嚴重的病人會發現自己重複讀著同一頁，到最後只好放棄，因為他們根本沒辦法把書讀進腦子裡。如果症狀比較輕微，他們可能拿著三本書，卻沒辦法持續看完任何一本。他們的腦子總是會想到別的事，最後完全找不到本來從哪裡開始的。這些人覺得他們的思考都變成片片段段的了。

不過在意念飛躍這個症狀還非常輕微時，可能非常討人喜歡，也讓人精神振奮。你會發現自己很有創意，點子都很快很輕易地湧入腦海。嚴重到像躁狂的時候，就會把不相干的想法連在一起，好比完全失控的創造力。輕微一點時，這些聯想都還合理，不過依然快速、敏捷，有時候還特別聰明。然而，如果混了些焦慮在裡頭，這些思考可能就會從一個災難跳到另一個；雖然這些想像中的災難未必與現實相關，我們還是要努力挖掘出證據來確定這些個案害怕的事是否會發生，甚至正在發生中。在憂鬱期，相反的狀況也很常見：我爸媽說他們覺得自己好像努力在「泥濘中思考」。

意念飛躍常常會合併嚴重憂鬱，這是混合型雙極性疾患其中的一類，這類型的病人會同時有躁狂和憂鬱的症狀（等一下我們會討論這其中矛盾的地方）。任何躁狂的症狀都可以和憂鬱一起出現，不過如果是強烈、快速的思考加上非常嚴重的憂鬱，就會變成最危險的情緒狀態。這時的你會覺得被自己的思考狠狠地「揍」了一頓，腦子裡只拚命想著自己有多糟糕、多沒用，想著如果沒有你大家都會變得很開心等等。因此，考量安全時，意念飛躍是非常重要的因素。

## 注意力分散

注意力分散是意念飛躍的另一種形式，表現在不能把注意力維持在同一件事情上。我的病人談到自己充滿活力，可以整晚不睡打掃房子、把抽屜的東西重新排列、把舊的相簿拿出來整理等等，而且是迫不及待要做喔！他們可以同時進行很多不同的工作，而且在不同的工作間跳來跳去。有名女性個案說她打掃了每個房間，可是每一間都只掃了一半就跳到下一間去了，結果地毯掀起來沒放回去、家具堆在一起、水桶都洗乾淨了可是沒有拖地……。

稍微輕微一點的注意力分散比較像做白日夢，這時思考會不受控制地飄來飄去，看起來很像注意力不足過動症（Attention-Deficit/Hyperactivity Disorder, ADHD）。事實上，雙極性疾患和注意力不足過動症之間明顯有某種關係，而這種關係在目前還算是個複雜的領域。隨著雙極性疾患其他症狀的好轉，有時候健忘和失序的情形會改善，不過有時候就算疾病已經治療得不錯了，仍然有嚴重的注意力缺損。無論如何，專家都有個共識：如果同時有雙極性疾患和注意力不足過動的症狀，那麼應該先治療雙極性症狀。很多人在情緒穩定的時候可以很專心、做事有組織，那些不專心的狀況只會伴隨其他輕躁狂症狀出現。這顯然是分辨注意力不足過動的症狀是否為雙極性疾患一部分的重要方法。

## 活動量增加

有時候活動量增加得很明顯，連在診間裡都看得出來：病人會精力充沛地搖晃、坐立不安、膝蓋上下抖動，看起來就像隨時要跳起來衝出門。這是極端充滿活力的狀況。

如果症狀在中等程度，你就能做很多事，而且可以從一件事換到另一件事，就像我之前提到那種外表看不太出跡象，自己也沒有察覺的情形。你可以想像得到，活動量也是特別難判斷正常與否的指標之一，通常要到了極為嚴重才看得出來。有個病人說他買了三本教他怎麼做出雷射機器的書，還買了幾百美元的材料，才突然想到：「我在幹嘛？我對雷射又沒有興趣。」那時他回頭想想才發現自己當時在輕躁狂期。

如果症狀再更輕微一點，你稍微增加的活動量只會讓你看起來很活潑，如果持續稍久一點，這個症狀會讓你看起來很迷人有魅力。

## 痛苦後果

精神科醫師通常會視病人是否有危險行為，或者是否會衝動地決定事情，來判斷他們是否有輕躁狂或躁狂。如果都沒有這些問題，醫師可以說這個病人沒有雙極性疾患。不過有些研究指出只有少數，大約 25% 的病人才有這些行為。然而，個案一旦出現危險行為，幾乎千篇一律都是做事不考慮後果，不管在金錢、性、計畫或毒品等方面都是一樣。這些行為背後的共通點，就是衝動、還有對刺激的活動特別感興趣。

躁狂病人可能在短時間內花掉幾千美元，但輕躁狂的病人可能花不了那麼多（這類行為範圍很廣，而且躁狂和輕躁狂之間也沒有清楚的分野）。然而，有些個案會告訴我說他們有段時間會買從來不穿的衣服、買很多日常用品可是下個星期又統統退還商家，或是雖然已經有了兩輛故障的車子，還是買了另一輛待修的舊車。這就比較像典型輕躁狂會有的購物方式。所以你可以想想看，症狀更輕微的時候會怎麼樣：跟去逛街買東西有哪裡不一樣？

有時候異常開放的性行為還比較容易被發現，不過我有些病人來接受治療時往往已經因為出軌而毀掉好幾段感情了，最後才慢慢了解自己那段放縱的時間可能是在輕躁狂期。你可以想像看看，還有哪些辦法可以解釋這種事件：想想，要確定性行為改變是否代表自己變成輕躁狂，可能會碰到哪些困難。不過通常大部分人多少會注意到自己的性慾變得比較高昂，甚至可能用「性上癮」來形容自己。舉個例子，對色情書刊比較有興趣就是可能的指標。

## 易怒

基本上，易怒並不是 *DSM* 的診斷準則之一，而是可能伴隨「高昂或擴張」的其中一種情緒變化（如果你還是弄不清楚，不用太煩惱，這是 *DSM* 系統的細節）。然而，對病人和醫師來說，情緒變化通常較難察覺。家人倒是滿容易注意到病人的情緒跟之前不一樣，不過卻很難描述到底他們發現了什麼，尤其如果只有一點點改變，更難說得清楚。有個媽媽跟我說她女兒「開始戴帽子的時候就是有問題了。她好的時候是不戴帽子的」。媽媽不知道在女兒的感受、想法中帽子代表什麼，不過她卻知道「帽子」意味著女兒不一樣了，可能有些麻煩事要發生了。

另一方面，嚴重的易怒情緒可能是病人自己最容易察覺的躁狂症狀。比如說，你會對某些事情暴怒，可是通常要到事後才發現這些其實都是小事，不值得那麼在意。有個病人只要開始生路上其他駕駛的氣，就知道自己狀況不對了。正常時他可以像其他人一樣靜靜地大步走過去，可是當他活力變得充沛、開始睡不著，他就會發現自己對其他開車的人大吼大叫。有一次甚至還有個警察一路跟著他回家，確定是不是一切平安，雖然他沒有犯法，警察還是注意到他了。因此，他知道這樣不太對勁，打電話給我約了回診時間。

比較不明顯的易怒情緒就比較難認出來。輕躁狂的時候人常會堅持自己是對的，認為生氣都不是自己心理的問題，而是別人害的。試想，如果這樣的情形到了最嚴重的時候，你可能就會胡思亂想，變得多疑：所有的不幸都是別人的錯，他們都故意這樣搞鬼來害你。我剛剛提的那個病人之後就診時，仍然覺得自己這麼對其他的駕駛人並沒有錯，堅持這都只是他個人的事而已。

## 幾乎看不出來的輕躁狂

輕躁狂可能有許多不同的程度，也可能混合各種不同的症狀。然而更困難的是輕躁狂最邊邊的那個部分（就是情緒光譜最左邊的地方）。幾乎看不出來的輕躁狂是什麼樣子？利用圖 2.2 鑽的「洞」，現在我們就是要探討在 A 點（沒有症狀）和 B 點（輕微）之間的輕躁狂如何表現，而這裡正好就是雙極性疾患的診斷最富爭議的地方。

問題就在這裡：請回憶第 1 章，Benazzi 醫師找不到生物學上那條雙極性和單極性疾患之間的界線（這可以用圖 2.1 中輕躁狂的平滑連續梯度來表示）。假設在輕躁狂和完全沒有輕躁狂間有個區分點，我們就可以說「在點右邊的人就有雙極性疾患，點左邊的人就沒有」。但事實並不是這樣，臨床上我們看到的病人症狀是沿著這條輕躁狂的平滑斜坡走，一路走到零點。

或許用「斜坡」的方式來思考雙極性疾患比直接說「有」或「沒有」這種疾病來得更有意義。雙極性疾患是由許多症狀和行為來定義的，當這些症狀嚴重到極點時看起來就很不正常，然而在輕微時，看起來就是正常人都有過的經歷。不太嚴重的易怒、自信、激動、狂喜、睡眠減少以及思考快速都是一般人可能有的經驗。因此，如果撇開一定要確立到底有沒有疾病的 *DSM* 系統思維，為什麼在正常和不正常之間一定有明顯的界線呢？

情緒是由正常逐漸過渡到不正常，這和目前我們所假設的雙極性疾患可能遺傳模式，兩者結果一致。簡而言之，這個致病模式中，一個人若只有少部分雙極性基因，會變得比較有創意、領導能力、也比較敢冒險，但假使遺傳到很大量的雙極性基因，就會真的得到雙極性疾患。這類的基因似乎有很多，至少有八個左右，和沒有雙極性疾患的家族比起來，每一個病人的基因都各自有變異處。這樣說來，如果至少有八個基因（有些研究員說還更多），每個又各自有許多不同的變異，組合起來就可以造成許多不同的個性和行為。有些組合看起來和正常人的行為只有一點點不同，可是又不完全正常；有些組合則可能看來很不正常，但是又沒有讓個案的功能損害到需要治療的地步。

懂了嗎？異常在個性與行為的連續斜坡上是個浮動不定的點，而這些異常到了極點就可以稱之為「疾病」。好，那什麼才叫正常？好問題——下一章我們會探討這個議題。現在，我們先在情緒梯度中加上另一個部分，這個部分可以解釋雙極性疾患診斷的許多疑點。

## 憂鬱是常見的特徵

你也知道，問題是無論單純憂鬱症或明顯的雙極性疾患，情緒光譜上的大多數人也曾經歷憂鬱期（某些形式的雙極性疾患病人只有躁狂，從來沒有憂鬱過，但這只是非常少數的案例）。更複雜的是，雙極性疾患的憂鬱期和單純憂鬱症的症狀幾乎沒有辦法區分。異於尋常地整天睡覺再加上動機低落和嚴重的疲倦，就比較偏向「雙極性」的鬱期，但是我們卻無法單憑「憂鬱」本身來判斷個案是在情緒光譜上的哪個位置。

截至目前，憂鬱是各類雙極性疾患中最主要的症狀，尤其是對於位在情緒光譜中段的個案來說更是如此，這點請見圖 2.3。研究顯示，病人大概有一半的時間有情緒症狀。在第一型雙極性疾患中，憂鬱占了症狀期的三分之二左右，但以第二型雙極性疾患來說，生病的

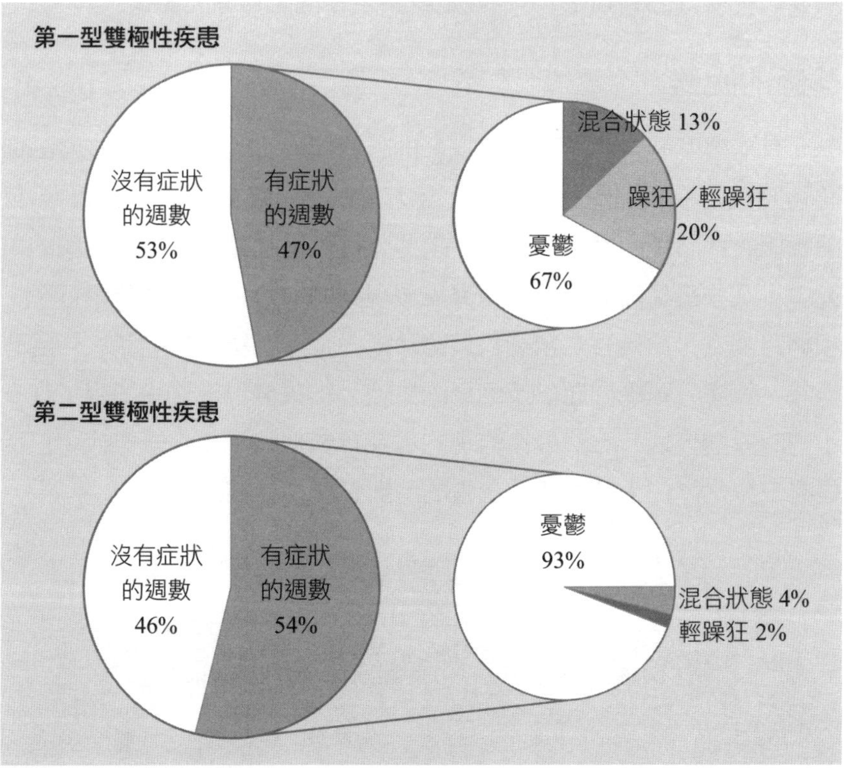


圖 2.3　在雙極性疾患中，憂鬱是主要情緒

時間裡至少有 90% 以上苦於憂鬱。位於情緒光譜中點的病人發病時則幾乎一直都在憂鬱！偏躁的症狀只占了病情的一小部分而已。

因此在情緒光譜模式中，我們要把輕躁狂看成是諸多憂鬱症狀之中的冰山一角。在光譜的中央（正式 *DSM* 系統的第二型雙極性疾患），只有一丁點輕躁狂從憂鬱的波濤上冒出來；越靠近單極性憂鬱症，輕躁狂症狀就會被憂鬱症狀掩蓋。如果要找出輕躁狂症狀完全消失不見的那一點，我們就必須到憂鬱症狀的海面下找。你可以回想看看在使用 *DSM* 系統時，雙極性和單極性疾患的分別是在於是否有輕躁狂；然而，若企圖確定有無輕躁狂，就得潛水、用放大鏡來找！所以我們終究得回到圖 2.4，也就是我希望你能記得的光譜模式。

## 診斷的困難

有些醫師認為不用特別尋找，肉眼就能看出輕躁狂；有些醫師則認為要確定沒有輕躁狂，得非常努力去觀察（就好像潛水去看）。目前我們有些診斷上嚴重的困擾，這些困擾也都是最近一項全美國的研究中，某些最權威的情緒疾病專家發現到的。哈佛研究團隊舉行了一項網路調查，由幾百名精神科醫師診斷一位有明顯憂鬱症狀，伴隨有憤怒、焦慮、睡眠問題以及酗酒的男性，結果發現這群醫師用了許多不同的診斷方式。雖然最後哈佛的專家診斷他是單極性憂鬱症，但還是有三分之二的人認為比較適當的診斷是雙極性疾患。

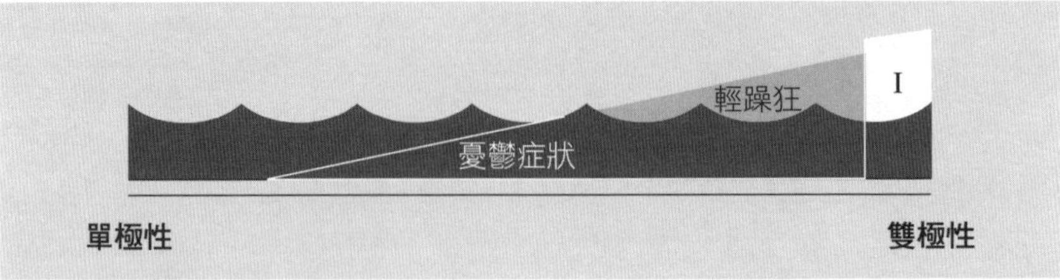


圖 2.4　完整的情緒光譜模式

這個例子乍看之下告訴我們，就算提供的是一樣的資料，就算都由專家提供協助，精神科醫師最後還是無法有一致的情緒疾病診斷。第 4 章我們會來看看這樣的困難可能會怎麼影響你的診斷，不過現在我們還要先探討幾個雙極性疾患的變異型，這樣在思考你的狀況時會比較了解我們需要注意哪些地方。因此，我們就繼續往下看所謂有「一點點雙極性」的情況囉！

## 第三型雙極性疾患：抗憂鬱劑誘發之躁狂或輕躁狂

抗憂鬱劑有沒有可能在從來不像雙極性疾患的病人身上，引發躁狂呢？的確，這種藥物誘發的現象很常見，常見到我們給它命了名。若短期使用抗憂鬱劑後就產生躁狂，且症狀嚴重到任何人都看得出來，那麼藥物看起來就是始作俑者。這種單極性疾患病人的情緒轉變就被叫做第三型雙極性疾患，也就是只在使用抗憂鬱劑時才有的輕躁狂或躁狂；換句話說，病人沒有服用抗憂鬱劑時就不會有這些症狀，而看起來只是單極性憂鬱症。

然而，要確定輕躁狂或躁狂是否由抗憂鬱劑引起並不容易，原因至少有三：

1. 雙極性疾患的病人就算不用抗憂鬱劑，一開始也可能只有反覆憂鬱發作，以後才會出現躁狂發作。那麼我們怎麼知道躁狂或輕躁狂不是病人自己的疾病病程？說不定根本和抗憂鬱劑沒關係，說不定本來就要變躁狂了。我們沒辦法確定答案是什麼。
2. 轉變成輕躁狂比變成躁狂來說，可能較難察覺，而要看出抗憂鬱劑引發的輕躁狂就跟發現任何輕躁狂一樣困難。極其輕微的輕躁狂是讓診斷混淆的最大問題，也讓我們在嘗試證實個案是否真的被抗憂鬱劑引發輕躁狂時遇上瓶頸。這也就是為什麼人們還在爭論有關情緒的轉換速率（意味抗憂鬱劑究竟多快令病人變成輕躁狂）的議題。

3. 如果開始服用抗憂鬱劑幾天到數星期之內就有情緒的轉換，就有必要考慮這兩者間的因果關係；但若轉換是發生在用藥後幾個月或甚至幾年，有沒有因果關係就比較難說了。同樣的，這種狀況可能有其他的解釋；我有兩個病人在服抗憂鬱劑七年以後才變成輕躁狂，這時他們對抗憂鬱劑早已有很好的反應了。

第三型雙極性疾患不是*DSM*的正式名稱，事實上它根本不是個診斷，而是用來描述如下的事件：有個人在服用抗憂鬱劑的時候產生了輕躁狂或躁狂。研究顯示，有這種反應的病人全部在日後都有足夠的雙極性疾患症狀，可以符合雙極性疾患的診斷。目前專家對於這種反應的治療方式並沒有共識，像是病人是否該用點情緒穩定劑來避免接下來的情緒起伏？或者如果以後病人又變得憂鬱，需不需要避免使用抗憂鬱劑？這些都沒有定論。

目前我們應該把有第三型雙極性反應的個案，當成本章所提到單極性憂鬱症的變形，也就是有鬱症、也有些看起來像雙極性的症狀。有時候，還是有必要把他們當成有雙極性疾患的病人來治療。

## 躁或鬱期可以短到多短？

*DSM*診斷系統要求躁狂症狀必須持續七天，輕躁狂則需要持續四天；如果少於這個期限，在正式規則中就不算是躁狂或輕躁狂。不能算躁狂或輕躁狂，那是什麼？現在，我希望你能想想我們之前提到

的情緒光譜，用這個概念來處理這個看起來差不多、卻又不符合官方定義的問題。如果輕躁狂有「中等強度」——就像我們之前用的「鑽洞」模式——那輕躁狂病程也可能有「中等時間」。

當然，如果我們承認症狀的持續時間可能有中間型，診斷很快就會變得混亂：輕躁狂期最短可以有多短？一天？一小時？幾分鐘？有沒有確定的界線？這聽起來就跟之前的問題一模一樣吧？我們又遇到同樣的問題：根本沒有自然的分野，所以要畫這條界線很困難。雖然*DSM*用四天當界線，身為臨床醫師的我們倒可以接受為期較短的情況。之前提過，如果短於二十四小時，我們甚至可以給這樣的輕躁狂期命名：短日循環（ultradian，這不是*DSM*的命名，不過也差不多——字源是希臘文）。這裡「ultra」的意思是超、短於，「dian」是指一天；所以短日循環指的是在二十四小時內的情緒狀態不只一種，包含輕躁狂、躁狂或憂鬱。

如果症狀起落得更快呢？比如說，有個病人的情緒症狀明顯到連最嚴格的診斷者都接受他有雙極性疾患，他說他的輕躁狂期持續時間短到只有幾個小時，而且症狀很明顯地異乎尋常。現在我們又碰到這個「分類」系統的極限了：這還是雙極性疾患嗎？但若使用「光譜」診斷系統，我們就能接受連續漸進的改變，接受這個個案的病程長度，還有變化到最後會是正常的人類經驗。舉例來說，如果——我希望——到目前為止這本書已經讓你大笑了好幾次，這可不是短暫的輕躁狂，而只是大笑而已。顯然以臨床經驗而言，我們必須接受輕躁狂的持續時間可能幾週、有時幾月、幾天、甚至短至幾個鐘頭，所以最後就沒辦法分辨出什麼時候只是因為開心、憤怒這些短暫情緒，讓人變得有點輕躁狂了。

這也是雙極性疾患的診斷中「測不準原理」的另一個例子：越努力去看，就越不能肯定。假設你想幫病人弄清楚，易怒情緒有沒有持續夠久到符合輕躁狂的診斷。和另一半吵一個鐘頭的架夠不夠？大多數人應該都覺得還不算。那如果是沒有來由地暴怒一個小時，比如說是沒來由地吼小朋友吼一個小時？如果你的情緒起伏很頻繁，而且在生活的好幾個方面都有跡可循，那這種憤怒就可看成是輕躁狂；不過你一定仍然希望還有其他佐證支持雙極性疾患。大部分精神科醫師並不會只用這種憤怒就下定雙極性疾患的診斷，不過如果還有另外的跡象，比如有情緒症狀的血親，或是個案雖然沒有雙極性疾患的診斷可是聽起來就像是這種病呢？問題就在這裡了。

如果臨床醫師的診斷奠基在持續時間長短不一的某個症狀，我們就得承認彼此在診斷上一定有意見不合的地方。面對現實中這種不確定，醫師、或是病人，該怎麼辦？之前你也讀到過，如果想用條文為基礎達到一致的診斷，有時候可能反而導致醫師之間的意見不同，而面對這些困擾與爭執，身為病人的你應該怎麼辦？現在我們再多看一個情緒光譜模式在雙極性疾患上可資應用的地方。

## 同時出現的憂鬱和輕躁狂：認識混合狀態

雙極性這個詞指的就像北極和南極，對吧？鬱和躁，也是相反的現象，當然相反詞不可能同時存在。但事實上，這兩者儘管明顯相反，卻可能同時存在；人們可以同時具備所有的躁狂症狀和憂鬱症狀，這種組合也正是我們所知最嚴重也最危險的情緒狀態。你會覺得亢奮到非常激動，可是同時又覺得極為憂鬱；你可能覺得非常焦躁，同時極度無望，以致讓你非常憤怒：「這到底是搞什麼？」腦中思考飛快，可是所有想法都很負面。最糟的大概是自信心掉到谷底，躁狂該有的自大現在卻變得嚴重缺乏自信，以至於你覺得自己沒用到了極點：你糟透了、你拖累別人、你什麼事都做不好、你一無是處。

單純的憂鬱可以讓人想自殺，而混合狀態的憂鬱可以引發強烈、但聽起來似乎很合理的自殺意念。病人可能深信最愛的人沒有他們會過得更好。顯然這在醫學上是緊急狀況，但可惜很多人常常不知道這種情形就是生病了。然而，現今的治療方式能很快地控制思考和激躁的情形。

不幸的是，即使還沒有共識，許多專家已經一致認為單純使用抗憂鬱劑可以讓那些沒被診斷出雙極性疾患的人，情緒從憂鬱轉換到混合狀態（第 9 章有討論）。這在目前看起來是另一個使用抗憂鬱劑要小心的原因。圖 2.5 顯示另一個思考躁與鬱之間關係的方法，是用兩軸的平面座標圖方式。

1994 年混合狀態被正式加入 *DSM* 系統，不過診斷準則要求同時有完整的躁狂症狀也有完整的憂鬱症狀。圖 2.5 中，符合這些準則的病人可以用座標圖右上角的點表示。然而，我們可以想像看看，如果用目前已經很熟悉的情緒光譜模式會怎麼樣。如果比較輕微的躁狂和

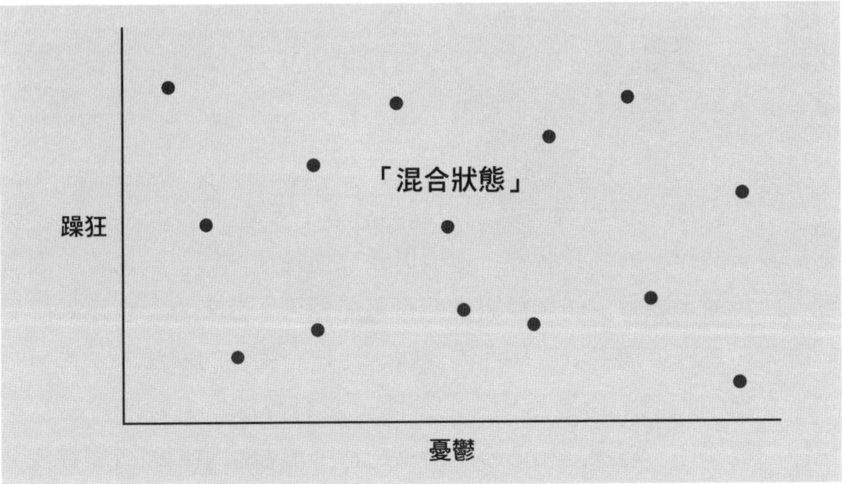


圖 2.5　雙極性「混合狀態」

### 混合狀態——還是青春期？

好，這麼說，人可以短暫地有點易怒、或狂喜、或涕泗縱橫——甚至在同一天這幾樣都有。聽起來很耳熟吧？你一定曾和青少年相處，或許自己也曾有過青春期。所以我想你也在疑惑，要怎麼區分正常的青春期和雙極性光譜中的混合狀態？

我們又再度面對這一章裡重複出現的問題：看起來正常青少年（雖然家長有時可能覺得孩子不太正常）和符合情緒光譜的診斷之間，並無明確的界線。我的專長不在兒童青少年精神醫學，所以我會保守處理這個問題。你可以看到，就算是成人，診斷上的困擾和衝突也俯拾皆是；在兒童和青少年中，這個問題會更複雜。我提出這點最主要想說明，年輕人的情緒問題和成人一樣，都可以用這種漸進光譜的思考模式。有興趣的讀者可以在 bpkids.org 這個兒童青少年雙極性疾患基金會（Child and Adolescent Bipolar Foundation）網站中，找到很好的資源來協助診斷並治療這個族群的雙極性疾患。

比較輕微的憂鬱混在一起會怎樣？看圖就知道，到處就都會有座標點了。事實上，每個位置都可以有個點。有些人的症狀可能位在圖的左下角，也不覺得自己需要什麼治療。

因此，用光譜的視角我們會看到許多介在中間的形式，每一種都代表某個程度的混合狀態，這種思考雙極性症狀的方法比較貼近事實。在我的經驗中，任一種組合都有可能發生，許多專家也逐漸接受並研究和教導這種對於雙極性混合狀態比較有彈性的看法。

本章內我們一再遭遇相同的問題：沒有界線。不管是要區分單極性和雙極性、輕躁狂和短暫的情緒起伏、混合狀態和輕微焦慮合併憂鬱，甚至是青春期和雙極性混合狀態，我們都沒辦法武斷地找到臨界點。

*DSM* 系統有部分是應研究所需而發展出來的，它著重在如何界定與描繪典型的疾病，讓醫師、治療師、病人和家屬能夠溝通。不過你也看得出來，很多病人正好處在典型雙極性和典型單極性之間、還有短暫情緒與長期情緒狀態之間的模糊地帶。在我告訴你怎麼運用這些資訊來診斷之前，你應該要知道情緒光譜上的變化不只一種。很抱歉，雖然知道你急著想讀下去，還是要先提醒你一下：對診斷差異最好的抗議方式，就是自己去了解雙極性疾患有許多不同的表現型。下一章要談的是最詭異的概念之一：在沒有任何輕躁狂或躁狂的情形下，你怎麼能說是「有點雙極性」。

CHAPTER 3

# 沒有躁狂也沒有輕躁狂？——認識「軟性」雙極性疾患

又來了，沒有躁狂也沒有輕躁狂的雙極性疾患？這兩個難道不應該是雙極性的重要定義嗎？答案是否定的。大約在一個世紀前，隨著「躁鬱症」這個病名剛被區分出來，專業人員也找到某些這個疾病會有的特色。由於 *DSM* 系統是強調用輕躁狂或躁狂來定義雙極性疾患，所以這些特色也就幾乎不被人重視了。

迄今精神醫學的診斷只依賴症狀的組合，還有其他可能一再同時出現的特色，比如家族史。這些疾病的診斷和其他醫學領域不同在於並沒有生物學基礎，而是用典型的案例來命名。*DSM* 系統只用症狀來定義所謂的典型案例，但臨床醫師卻會發現所謂的典型還包含了疾病的其他面向。

舉個例子，大部分典型雙極性疾患都會復發：先發作鬱期，然後可能不經治療就痊癒了，但是有天它還會再來；或者有天再發的不是鬱期而是輕躁狂期，輕躁狂期也一樣可能不藥而癒，然而如果沒有試圖避免復發，過段時間又會再度發作。兩次發作間隔可以數年計，但無論如何就是會再發病。

疾病的另一個特色是家族中的雙極性傾向：有雙極性疾患的病人常常會有個也是雙極性疾患、或者看起來像雙極性疾患的家人（若家中沒有雙極性疾患，我們發現可能有許多親戚有嚴重的酒精相關問題）。還有個特色是，情緒疾患的初發年齡很早，甚至可以在 25 歲以前就發病了。

## 雙極性疾患的「軟性病徵」

如果第 2 章已經成功說服你相信自己的情緒起伏經驗中也有過輕躁狂的時期，那你應該就不太需要再讀這一章了；不過如果你還在猶豫自己是否真有雙極性的傾向，那麼讀下去，看看自己是不是有下列任一症狀：

### ・疾病的初發與病程・

1. 四次以上明顯的憂鬱期。
2. 第一次憂鬱期在 25 歲前發作（有些專家說是在 20 歲前，還有少部分說 18 歲前。整體來說，似乎個案首次發作的年齡越早，甚至早到 15 歲，那麼長期疾病的本質較可能是雙極性而非單極性）。
3. 每次憂鬱發作的時間都很短（短於三個月）。
4. 產後幾個月內就有憂鬱的情形（產後憂鬱症）。

### ・症狀・

1. 憂鬱發作時伴隨精神病（和現實脫節）。
2. 憂鬱的症狀不典型：精神和活力降到非常低、睡得很多（一天超過十小時）、情緒極易因別人的動作和反應而起伏，還有食慾增加而非減少（這一點最不重要），尤其是愛吃碳水化合物。

## ・家族和個性・

1. 一等親（父母、兄弟姊妹、子女）有雙極性疾患，或三親等內的家人有任一種明顯的情緒症狀。
2. 不在憂鬱期時，總是處在有點過度亢奮、精力充沛的狀態〔叫做情緒高昂性人格（hyperthymic personality）〕。

## ・使用抗憂鬱劑的反應・

1. 服用抗憂鬱劑時會產生輕躁狂或躁狂。
2. 抗憂鬱劑失效：剛開始藥物有效，不過再吃一段時間後憂鬱症狀又再度出現。
3. 用了三種以上的抗憂鬱劑後仍沒有長期、持續的療效。

這十一項在雙極性疾患個案身上都很常見，甚至普遍到令人疑惑，如果在沒有輕躁狂也沒有躁狂發作過的人身上，這幾項的存在意義到底是什麼。二十多年來專家研究雙極性疾患的共通特點，才發展出現在這個表。當然一定程度的輕躁狂或躁狂發作所在多有；但是這十一項所謂雙極性疾患的軟性病徵（soft signs），也一樣常見。軟性病徵這個詞在其他醫學領域已經有很悠久的歷史了。許多醫師對所謂的軟性病徵不屑一顧，認為它們相較之下，就不像明顯病徵（hard signs，比如 X 光片上異常的一點、或遠遠超過正常值的血液檢查）一樣客觀、人人可見；明顯病徵總是更勝軟性病徵一籌。迄今大多醫師就認為在診斷雙極性疾患時，輕躁狂（只要沒有輕微到得用潛水或是放大鏡才看得出來的那些就算）比單純反覆發生、或是為期甚短的憂鬱期，更像是所謂的「明顯」病徵。

然而，就像第1章談過的，麻州總醫院雙極性疾患門診（附屬於哈佛大學）現在使用所謂的雙極性指標來判斷你的「雙極」程度。這個系統包含五類資料，各占20分，總分是100分。症狀類型中，典型躁狂症狀可拿20分，輕躁狂是10分；如果只有像產後憂鬱這類的軟性病徵那就只算5分。不過在此系統架構下，雙極性疾患的診斷不只這樣，還有另外80分的存在，這80分是用來評估其他之前列出的軟性病徵：家族史、初發年齡、病程，還有個案服用抗憂鬱劑或情緒穩定劑後的狀況（亦即對藥物的反應）。

明顯病徵、軟性病徵——這些似乎都很哲學，然而這之間的區別正是治療的主要困難所在，也是真實生活中我們必須理性面對的問題：抗憂鬱劑對誰來說是安全的？要了解這個問題的錯綜複雜，先繼續看看幾種不同形式的單極性憂鬱症，這些狀況可以代表光譜概念所提出的那些中間型情緒狀態：看起來是單極，可是表現得像雙極性的情緒變異型態——有些只有一點點像，有些則是幾乎一模一樣。

## 看起來是單極性，卻表現得像雙極性的已知軟性變異

有些類型的憂鬱症狀看起來像單極性憂鬱，但若以前面提過的表格來說有些雙極性疾患的特徵。用比較通俗的方式來說包括以下幾種：

- **反覆發作**：反覆發作的憂鬱期，不過兩次發作之間起碼有短暫的進步。
- **非典型**：憂鬱症狀不太尋常——睡太多、吃太多（這和「典型」憂鬱的食慾減少、體重減輕正好相反）；睡眠時間過長（和失眠相反）；體力非常差；對人際關係非常敏感，就算別人只有一丁點拒絕的意思也會很在意。

⊙ **產後**：在產後數週到數月之間（有人說可以晚到十二個月之後）開始憂鬱。

⊙ **精神病症狀**：憂鬱也伴隨著失去現實感的症狀，包括妄想、幻聽（偶爾也會有其他形式的幻覺）。

這些單極性憂鬱的變異型到底哪裡像雙極性？可以從兩個方面看出來：對治療的反應和病程。它們常常對抗憂鬱劑反應不佳；藥物可能根本沒用，也可能一開始有效，但過段時間就沒作用了。如果你有以上其中一種狀況，你可能會像雙極性疾患個案服用抗憂鬱劑時一樣，有些煩躁、失眠，還有自殺想法。如果你服用醫師用來治療雙極性疾患的藥物──情緒穩定劑，情緒反而會好轉。

以長期病程來說，這些單極性的憂鬱變異型可能日後會演變成符合 *DSM* 定義的雙極性疾患，屆時就像雙極性疾患了。如果觀察的時間夠久，很多有軟性雙極病徵的人以後會有明顯的躁狂或輕躁狂。舉例來說，有個研究針對同時有早期軟性雙極性症狀，但因憂鬱而住院的青少年；追蹤十五年後，發現接近一半（46%）的個案有躁狂或輕躁狂。圖 3.1 中我們把這些單極性憂鬱也加進第 2 章的那個很大的圖。

這個圖指出一個單極性光譜，或軟性雙極性光譜，其光譜的分布從那些只經歷過一次憂鬱期的人，一直到那些反覆發作的個案。這兩極之間就是那些在某種程度上症狀有點雙極特性的個案：症狀不典型、有精神病症狀，或產後初發〔若是症狀和其他荷爾蒙變化有關，像經前症候群（premenstrual syndrome, PMS）和停經後的情緒改變，又該怎麼解釋？這部分我們之後再來討論〕。

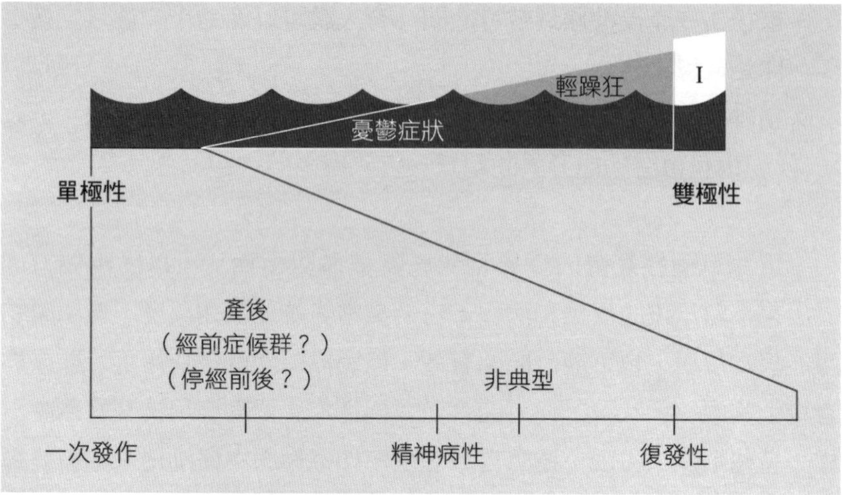


圖 3.1 「軟性」雙極性光譜

## 軟性雙極性光譜的概念現今被接受的程度有多高？

這種所謂沒有躁狂也沒有輕躁狂的雙極性傾向概念對許多醫師來說很前衛、令人震驚。畢竟，對於必須有輕躁狂或躁狂才能診斷雙極性疾患的 *DSM* 系統來說，這個想法直接挑戰了這個診斷系統。或許你跟我一樣，很訝異這個概念已經有超過二十年的歷史，有些世界上最有名、最受尊敬的情緒疾病專家也都在很多研究或回顧性文章中提到過這個觀念。我認為這些專家的地位和他們提出的證據強度應該會讓大眾更能接受這個想法。這些專家包括 Hagop Akiskal、Nassir Ghaemi 和 Frederick Goodwin 等教授（請參閱我的網站 psycheducation.org/notes.htm，裡面有簡短介紹這幾位專家和一些參考資料）。

有位從事第一線醫療工作的同事，聽聞雙極性疾患若納入這些軟性雙極性特徵後可能有多廣泛後，說：「這包括我一半的病人。」他清楚表示自己很驚訝，也有點不相信這個觀念。如果你也想跟你的醫師（尤其是基層醫師）解釋這個概念，最好能提出這些作者的名字，並確定你引用的作者有足夠的地位、著作等，或查得到夠分量的參考資料，因為不這麼做你也可能會跟我遇到一樣的反應：訝異與不可置信。

### 診間觀察到的一種變異型

很多有明顯情緒變化週期的病人都不曾有過輕躁狂——這就是本章的主題，對吧？不過有些人的輕躁狂表現形式很古怪，常被忽略：他們的情緒很少回復「正常」狀況（這種情緒變化紀錄如圖 3.2 所示）。這只是我自己的觀察，不是哪個研究的發現；有關雙極性疾患的文獻不太常提到這點，我也不清楚這種情形有多常見，不過我還是常常聽聞這樣的狀況。

如果要沒有情緒問題的人給自己平常的情緒評分，分數從 0 到 10，10 代表最開心的感覺而 0 是最糟的心情，這些人會說：「對啊，我今天覺得還不錯，大概 5 分或者 6 分吧。」但很多人，尤其是童年非常艱苦（可能因為貧窮、父母壓力過大而沒有被愛的感覺、曾受身體或性虐待等）的人，心情通常都有些憂鬱；對他們來說憂鬱才是正常的情緒狀態。平時他們會把自己的心情評在 3 或 4 分左右，而 *DSM* 就把這種情形定義為低落性情感疾患（dysthymia）。

然而這群人之中也有些會沒來由地有循環性情緒轉變，有時掉到 0 或 1 分，不過也有時會變高。這種形式的情緒高漲時間似乎總是非常短（通常只有一天，有時兩天，頂多一個月只有一次），而且以個案的主觀經驗來說，頂多只高到 5 或 6 分。他們通常會告訴我這一兩

（續下頁）

天覺得自己「回到人群中」，可以發自內心快樂地參加派對，可以想到些別人有興趣的話題。他們能開心地過日子、把事情做好，但仍沒辦法做好很多事，也不可能非常非常開心——他們也不會是派對的靈魂人物。這一天他們可能會多花一點錢，可是不會多到好幾百美元；他們也不會做很冒險的事。以 *DSM* 準則來說他們都不是輕躁狂，所以在第 2 章中並沒有提及這種變異型。這些人只是覺得比平常快樂得多——而且沒有原因。這種情形會反覆發生，可以看得出有一定的形式。然而到了隔天，這種快樂也就莫名其妙消失了。我聽很多病人說過這種轉變，他們都注意到這些反常的開心日子，只是不把這種狀況看成是雙極性疾患（他們也不用覺得是吧！）；他們也常常很訝異為什麼我也知道他們有這種情形。

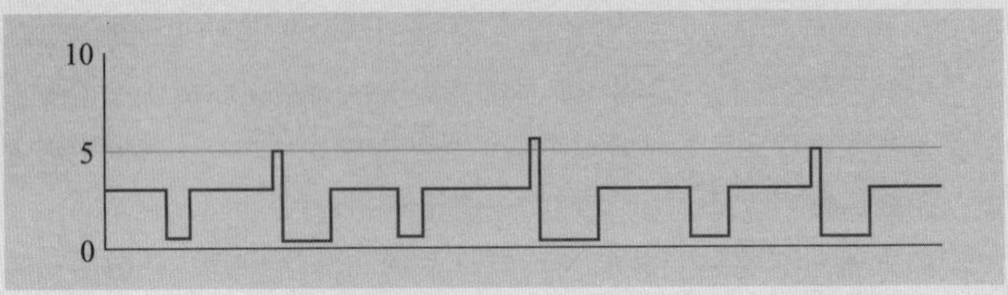


圖 3.2　週期——進入「正常」

## 為什麼你該了解軟性雙極性？

醫師用 *DSM* 系統診斷憂鬱症還是用光譜概念診斷，到底有沒有不同？當然可能不一樣。記得我們提過抗憂鬱劑有時會讓雙極性疾患惡化；如果這種危險在軟性雙極性光譜也存在，怎麼辦？我們必須思考，是不是有些接受抗憂鬱劑處方的人比別人冒的險更大；以下的個案就在敘述這種兩難的困境。

珍是我的女病人，她有軟性雙極傾向表中的很多症狀：早發、反覆發作、發作時間短、還有產後憂鬱。她有雙極性疾患的家族病史。平常好好的時候她可能也有點情緒高昂性人格；她的能量波動符合非典型憂鬱症（atypical depression）。問題就來了：該給她抗憂鬱劑嗎？

**珍：一位可能挑戰傳統處理方式的個案**

珍・羅伯特，38 歲的女性，有兩個孩子。20 歲就讀大學時她曾發作過一次憂鬱症，不過只接受短期的諮商治療。她回想自那時起大概還發作過三次，34 歲生了第二個孩子之後的那次發作是最嚴重的一次，當時她剛搬到另一個鎮上，社交關係疏離和新生兒帶來的壓力似乎是那次發作的主因；她沒有接受治療就自己康復了。

然而，最近她又感到明顯的憂鬱了。她的情緒、動力、還有工作成就感都非常低。她的母親也有過嚴重的幾次憂鬱，舅舅則是個怪人──珍聽媽媽說，舅舅似乎極其聰明但是孤僻，可能還有點多疑。她的外祖父則是有躁鬱症。

現在她最主要的問題就是提不起勁，要滿足小孩的需要就筋疲力竭了。她想多運動，可是情緒越來越糟，她也只好停下所有額外的活動；唯一想做的事就是睡，逮到機會就睡覺。丈夫不太了解她現在的困難，反而總是說，以她平常積極的態度可以輕易在他上班的大公司裡得到很好的工作，而現在她所需要的也就是這種態度而已。

她從來沒有接受過任何藥物治療；現在因為要照顧孩子，她也不想考慮心理治療，而是希望有哪種藥可以幫她好起來。有個朋友對 Prozac（學名 fluoxetine）治療反應很好，所以她也有心要試試看。

你應該還記得抗憂鬱劑可能讓雙極性疾患惡化，在許多病人身上引發輕躁狂或躁狂症狀，不過確實有多少人會有這種反應就眾說紛紜了。幾乎每個軟性的雙極特徵珍都有，如果醫師認為這就是雙極性傾向，個案服用抗憂鬱劑的效果可能不好，那就該給她情緒穩定劑而非抗憂鬱劑。不幸的是，在我工作的地方（美國西北太平洋岸）從不曾有人這麼做。像羅伯特女士這樣的個案接受的藥物幾乎都是抗憂鬱劑。

珍來求診時我告訴她，以她的家族病史和其他的軟性病徵看來，理論上我們應該考慮一開始就使用情緒穩定劑。她很有耐心地聽我解釋，雖然這不是一般處理像她這類個案的方式，但宏觀地評估風險後我們很有理由考慮這麼給藥。讀過我網站上有關抗憂鬱劑的使用爭議後，她終於了解我擔心些什麼；她也查閱過幾種情緒穩定劑的安全資訊，尤其是那些有抗憂鬱效果的情緒穩定劑。她願意接受低劑量的鋰鹽，但服藥後卻覺得自己的反應變得緩慢、遲鈍。我們於是把藥換成 fluoxetine，效果非常好：沒有令人擔心的太快、太誇張的變化，而只是緩慢穩定地回到自己原本的樣子。之後她就繼續在基層醫師那裡追蹤（不過故事還沒完，第 9 章你就可以讀到後來的演變）。這個例子就說明了我們治療非常軟性的雙極傾向所遇到的兩難；但當我說給其他精神科醫師聽，他們都很訝異我居然用鋰鹽來治療她；幾乎每個人都會選擇 fluoxetine 做第一線治療。這就是目前情緒疾患領域的狀況。

## 某些醫師是如何正在改變他們的思考模式？

有時候醫師會彼此開玩笑說對方製造分裂，或是打迷糊仗。「製造分裂」的人喜歡給病程的各種變異都下個定義，把每種變異之間的細微不同都仔細區分出來。「打迷糊仗」的人就只是冷眼旁觀，不同意地哼了聲：「反正你都用一樣的方法治療，何必為這些細分類傷腦筋？」然而，當治療技巧日漸進步，之前製造分裂的人可能就做好準備：他們早就找出哪些種類的個案可能對某些治療特別有效了。

既然模稜兩可的病例那麼常見，或許最好的方法是兩種觀點都各自擷取一部分：如果看起來治療方式沒有什麼差異，不妨就放寬點打迷糊過去；然而當新的治療方法出現時，仍要隨時警覺，區分那些可能有獨特治療計畫的細分類。

珍・羅伯特這個病人告訴我們，現在大多數的醫師都屬於「打迷糊仗」的一群。所有的單極性憂鬱症都用一樣的方式來處理；目前唯一決定治療方針的，就是輕躁狂症狀的存在與否。不管個案具備了多少軟性雙極性病徵，如果醫師追溯不出輕躁狂期，就會選擇抗憂鬱劑。這樣的病人一直要到用過三種抗憂鬱劑都無效，或者效用很短暫，醫師才會開始考慮給予情緒穩定劑（或許精神科醫師可以早點想到改藥這件事）。

但是「分裂」的時代可能就要來臨了。Ghaemi 博士和同事一直在研究軟性雙極性病徵，而最近有幾篇論文就使用了這裡所提到的診斷架構，也發現這個架構可以引導治療方針。我希望不久之後會有隨機試驗（randomized trial，第 7 章會介紹的一種理想的研究設計），以便比較對有許多雙極性特色的單極性憂鬱病人來說，抗憂鬱劑和有抗憂鬱效果的情緒穩定劑究竟何者有效。

## 與荷爾蒙有關的情緒狀態和軟性雙極性

談到軟性雙極性，還有幾個情形也值得一提。既然產後憂鬱症可能有雙極性的成分，其他和荷爾蒙強烈相關的情緒狀態是否也暗示著雙極性？我所知的是沒有人研究過這個部分，也沒有其他人特別觀察到這個情形，所以我就來談談自己的看法。

## 經前症候群

你應該還記得這本書最開始提到的憂鬱和其他症狀，包括易怒、失眠、激躁以及焦慮。這些聽起來是不是都很耳熟，好像經期前的症狀？或許看在經前症候群（PMS）與軟性雙極性徵候之間這麼高的相似度，我們也該想想，這兩者有沒有關係？

注意到這些相似點卻不聲張，可能是膽怯也可能是正確的判斷。我記得 1993 年參加舊金山的美國精神醫學年會時，有些團體如國家婦女組織（National Organization for Women）就在抗議美國精神醫學會即將在 1994 年的 *DSM* 準則中，給嚴重的經前症候群一個新名詞經前不悅症（Premenstrual dysphoric disorder, PMDD）。反對聲浪提出很多清晰、周延而易懂的觀點，討論 PMS 可能被過度醫療化，甚至到可能用藥物來治療正常的生理反應。他們認為這是精神醫療被危險地過度延伸，並且稱之為「毒害女性」。

他們最憂心的後果已經發生了。PMS 現在已經有了 PMDD 的正式名詞，而且常常用抗憂鬱劑來治療。我希望能有更多鈣質和運動等替代療法之類的資料，不過雖然有研究顯示這些療法有效，卻很少有證據最充足的隨機試驗來討論它們的確實效果。而且，抗憂鬱劑用在 PMDD 和 PMS 上的結果十分有趣：通常在二十四小時內就有效了。這點倒值得我們思考，尤其聯想到雙極性患者使用抗憂鬱劑最常見的效果之一是對藥物有極快的反應，比單極性憂鬱患者快得多；在許多雙極性患者中，藥效可以在幾個小時或幾天內就看得到，而不須等到幾週的時間。

有些人可能對把 PMS 和雙極性扯上關係很不滿，畢竟兩者之間除了症狀相似、服用抗憂鬱劑的反應都不典型之外，沒什麼關聯。我們的確必須思考把人類的正常生活經驗看成病態時，可能遇到哪些危機；但我仍希望只是單純想想它們之間的關係並沒有什麼大礙——又不是在診斷準則的書中貼標籤。我只是想鼓勵某些人去思考，這些情況是不是可能有哪些彼此相關的地方。

## 更年期憂鬱症

同理，女性接近更年期時經常會有情緒問題，而且可以持續好幾年，一直到完全停經為止。更年期情緒困擾通常不只有憂鬱，還可能有易怒、睡眠失調或嚴重失眠，持續的焦慮更是這個年齡層常見的症狀。我們來想想這一系列相關的事實：

1. 更年期症狀在多年來受經前症候群困擾的婦女身上特別常見。
2. 經前症候群症狀在有產後憂鬱的女性身上較常見。
3. 產後憂鬱症是軟性雙極性徵候。

或者這麼思考：

1. 季節型情感疾患（seasonal affective disorder, SAD）又稱冬季憂鬱，在第二型雙極性疾患的個案中比一般人常見。
2. PMS 在有季節型情感疾患的女性比冬天情緒沒有改變的女性來得多。最近有份研究顯示，有 SAD 的女性中 46% 有嚴重的 PMS，但在沒有 SAD 的女性中，只有 2% 有嚴重的 PMS。類似的相關性在其他方面也可以發現：有 PMS 的女性中 38% 有季節型情感疾患；相較之下，沒有 PMS 的婦女只有 8% 有 SAD 的問題。

3. PMS 和季節型情感疾患的症狀都不典型，而本章就提過這些不典型症狀都和雙極性有關。

顯然這些關聯都是間接的。的確，這幾種情緒困擾之間可能根本一點關係也沒有，但是我提出這些想法也並非無的放矢。記得抗憂鬱劑有時候會讓雙極性疾患惡化，而且這裡所說的雙極性疾患不單單針對第一型，也包括情緒光譜上的各個位置。因此若考慮到本章提出的情緒疾病模式，我們應該懷疑這種抗憂鬱劑的效果會不會也發生在 PMS 和更年期憂鬱症。也不是說不可以給這些人用抗憂鬱劑，而是既然在那些看來單極卻有雙極傾向的個案身上，這些藥物可能反而加重他們的情緒問題，那麼我們是否也該想想某些特殊體質的人用了抗憂鬱劑之後，會變成什麼樣子。怎麼知道答案？會不會有些以抗憂鬱劑治療 PMS 的女性未來會變得像雙極性疾患？我還沒遇過這樣的情形，再看看吧。

## 有沒有可能是雙極性疾患可是從來沒有憂鬱過？如何定義「正常」

我們假定情緒光譜上的每一點都有憂鬱的成分，這樣的假設通常都算安全。第 2 章我們討論過，雙極性疾患的個案大概有一半的時間都沒有症狀，而在另一半時間可能就有症狀。第一型雙極性患者三分之二的症狀期是處於憂鬱，而在第二型雙極性患者（見第 2 章圖 2.3），這種不對等的症狀分布更嚴重，有個研究顯示他們的症狀期大概有超過 90% 的時間在憂鬱中。

然而，如果診斷為雙極性疾患，可是根本沒有憂鬱期或是憂鬱輕微到幾乎看不出來呢？畢竟有些人有陣發的躁狂期，卻不曾有過鬱期（我的經驗是大約 2% 到 10% 的第一型雙極性患者是這樣的狀況）。如果只有很輕微的輕躁狂期，卻沒有過明顯憂鬱，看起來會怎樣？換句話說，若有人的病情處在情緒光譜的極端，而且只有偏躁的症狀，又是怎樣的情形？保羅就是這樣，他應該不會認為自己是雙極性疾患，甚至也不太可能會承認自己有任何情緒疾病。如果問他是否有煩躁這類的輕躁狂症狀，他可能會承認自己有時候會比較容易生氣，比較難以取悅；他可能會發現這些時候也有睡眠型態的改變，也就是跟平常一覺到天亮比起來，有段時間會睡得沒那麼久或者比較容易醒過來。另一方面，如果他的輕躁狂症狀比較像心情愉悅，那他更不可能承認自己有任何問題了，對不對？有段時間他可能會覺得精力旺盛、充滿自信，每天每件事都沒來由地讓他高興，可是他當然也不會想要看看自己為什麼這麼高興，對吧？這樣的保羅可能只覺得自己很快樂，尤其某些時候特別快樂。

的確，有些關於氣質（情緒習性）的研究發現，曾經驗過愉悅型輕躁狂的人在「正常」時候比較積極、自信、而且合群。相對的，煩躁的輕躁狂者性情就比較乖戾、容易鑽牛角尖，也比較沒有幽默感。

這些看起來輕微的情緒型態算不算精神疾病？「精神疾病」這樣的標籤再次讓我們陷入險地，可能解決不了困擾，反而造成更多問題。大家都知道「精神疾病」這個詞彙帶來的黑暗陰影，沒有人希望自己被這樣的陰影給籠罩。這個詞已經被它的歷史污名化，而這正是我們精神科醫師多年來希望避免的（比如說，我們有「心理健康」或「健康行為」的計畫）。如果有人問我是否覺得他們有精神疾病，我就會試著把他的問題換個說法，重新說一遍。

如果在「正常」和「疾病」之間沒有清楚的界線，精神科醫師又怎麼決定誰需要治療？這其實並不難。首先，臨床醫師只能治療那些來求診的人，這就過濾掉一大群人了。你可以大膽假定到門診來的都需要治療，不過當然，治療與否還是看個案本身，這點至少在輕到中度症狀的情形下都行得通（症狀嚴重時可能會對自己或他人造成危險，這時要決定是否接受治療就變得比較複雜）。不過臨床醫師用的判斷準則最主要還是這個：症狀干擾生活的程度有多嚴重？有些個案可能有很誇張的症狀，但如果調適得很好，沒有造成任何困擾，那大概就沒有什麼理由要冒險看醫生、也不用花錢花時間治療。當然，「干擾生活」這個說法也很模稜兩可，有很大的解釋空間；這麼說也不過是把「誰該治療」這個灰色地帶換個說法而已。不過，總是比「精神疾病」好多了，不是嗎？

前三章中你已經學到了情緒光譜：這是思考單極性和雙極性疾患的新方向，而這個方向很快就會變成主流觀念。我希望藉著了解這種「光譜」思維，你可以直接參與自己的診斷，這也是我們最後必須達成的目標。

CHAPTER 4

# 形成你的診斷

目前沒有實驗室檢查可協助診斷精神疾病。由於精神科的診斷背後多無生物學的證據支持，其他科的醫師一直用摻和了輕蔑、憐憫的態度看待精神科醫師，有時也有些如釋重負（幸好他們不必跟我們做一樣的事）。不管你喜不喜歡，精神疾病目前有四個診斷原則：

1. 症狀。
2. 病程演變（包括第一次發作的年齡）。
3. 家族史。
4. 對之前治療的反應。

就像你之前一再於本書中讀到的，雙極性疾患的診斷似乎需視輕躁狂或躁狂症狀的存在與否，而不是依賴後三個因素，不過第 3 章也告訴我們，這幾個被忽略的因素也和診斷有很大的關聯。

本章我們要來檢視兩個會影響我們蒐集和理解診斷資訊的因素：首先，是醫師的診斷偏見；再來，是你對自己的症狀了解多少。接下來我們會看看雙極性疾患如果被低估或被過度診斷，會造成哪些危險。第 6 章我們會再回到原點，重新建立一個和醫師或治療師合作的計畫——先是診斷，後是治療。

## 為何追溯輕躁狂症狀可能很困難

現在你也知道，輕躁狂症狀可能很輕微，而且這些症狀的消失點以及單極性憂鬱症的起始點也相當不明確。由於 *DSM* 診斷系統完全受限於醫師是否判斷個案有輕躁狂期，所以醫師找這些症狀的方法就相當重要了。在 *DSM* 系統中，不管醫師同不同意，都必須先排除輕躁狂的存在，理由如下：

1. 抗憂鬱劑可能會讓雙極性疾患惡化。
2. 因此，抗憂鬱劑只在沒有雙極性疾患者身上使用才安全（安全指的是沒有惡化雙極性疾患的危險）。
3. 有輕躁狂的話，就算是雙極性疾患。
4. 因此，一定要*沒有*輕躁狂，才能安全使用抗憂鬱劑。

所以診斷的重點就集中在尋找可能的輕躁狂症狀。既然找尋的工作那麼重要，你大概會想，應該有個一致的流程吧。其實沒有——這也就是我寫這本書的目的之一：根本沒有檢查輕躁狂的標準流程。有個問題是，邏輯上無法證明什麼是*絕對不存在*的。我們用個很長的比喻來說明這個問題。

### 沒辦法證明*沒*這個東西

假設有人在你家弄丟了鑰匙，你要怎麼找？先從明顯的地方開始，想說或許能一眼看到鑰匙在哪，這時如果有個又大又亮的鑰匙圈就會大有幫助，對吧？不過如果快速掃視卻沒找到，你就會用比較有系統的辦法：每間房間都去看看。如果你清楚自己要找什麼一定比較有幫助，不過這種情形下你並不知道要找的鑰匙顏色、大小，甚至有幾把。你會開始想是否鑰匙根本不掉在家裡。外面的大游泳池呢？假設你有理由認為鑰匙有可能掉在泳池？接下來，如果你還是非找不可，就會沿著泳池找，最後甚至跳進池子裡看有沒有。如果這是把很重要的鑰匙，你或許還會弄套潛水裝備，花時間到水底找。

提醒你，目前還不能確定鑰匙到底是否掉在你家，這點會讓搜尋過程更挫折。你也不知道到底要找的是有十把鑰匙的大鑰匙圈，還是只有三把鑰匙的小鑰匙圈。假設鑰匙是老闆的，如果找不到你就可能丟掉寶貴的工作機會。好吧，壓力來了，你得確認鑰匙不是掉在你家。如果找到當然就算了，如果找不到，你能確定東西不在你家嗎？想想看你得找得多仔細！可能一兩個小時之後，你終於說：「嗯，我實在不能確定鑰匙在不在這裡，不過我已經很努力找了。東西可能在，不過就是找不到。」

醫學對這種狀況有個說法：「無法證明存在不代表不存在。」（你可能得把這句話多讀幾次）。換句話說，找不到鑰匙不等於鑰匙不在這裡，而只意味著你找不到。百分之百確定某個東西不存在幾乎是不可能的；你只能說東西不在這裡的可能性比較高而已。

## 時間不夠，風險很大

為什麼你要為了個鑰匙圈翻遍房子？找個不知道多大、不知道幾把，也不知道是不是在游泳池底的鑰匙，這種情形就像在檢查有沒有輕躁狂期。想像看看：醫師也無法確定自己在找什麼。要檢查的地方可多著：睡眠型態、能量狀況、活動力、冒險程度、計畫多少、情緒，以及思考速度。醫師要找的也可能藏在水面下──或者說，藏在病人的主述「嚴重憂鬱」背後。同時，風險也很大，因為要安全使用抗憂鬱劑的前提就是必須確定沒有雙極性疾患。這個過程中只要出了點差錯，就可能讓人轉成躁狂期，或者變成雙極性疾患中的混合狀態，而混合狀態又正是自殺想法或行動最強烈而危險的階段。

根據目前的診斷方式，當醫師發現憂鬱症時，同時也要去尋找「丟掉的鑰匙」。開立抗憂鬱劑處方前，醫師必須確定這些關鍵的鑰匙都找到了。別管它是大、是小、是否藏得很深很隱密；別管醫師，尤其是基層醫師是否沒有時間仔細找；別管醫師是否知道自己在找的是根本不存在的東西；也別管你的基層醫師或許也沒接受過有關診斷雙極性疾患的訓練。無論如何，我們希望醫師能告訴我們：「你沒有輕躁狂，所以你的問題就是單極性憂鬱症，可以安全地服用抗憂鬱劑。」我說過，FDA 也要求醫師在給病人開立抗憂鬱劑之前，一定都要先篩選他們是否有可能是雙極性疾患（這點在 2004 年 3 月的公告就有提過，現在在所有抗憂鬱劑的服藥說明書上也都有寫）。

大部分醫師會去找找看憂鬱症狀中有沒有冒出一點輕躁狂，認為如果真有躁狂或輕躁狂，他們就會看到。他們不相信自己會需要用放大鏡或水肺才找得到輕躁狂。當然，好的精神科醫師會試著問些問題來引導病人尋找躁狂或輕躁狂的病史，這些問題像是：「你會不會發現自己有時候需要的睡眠時間比平常少？」還有「你是否曾經做了些後來看起來判斷錯誤或冒險的事，比如說和陌生人發生性行為、花錢超過預算等等？」

然而，看看這裡可能發生的狀況：醫生應該問多少這樣的問題？以我執業的經驗來說，如果必要的話我可以從容地花上半個小時或更久，就只是這樣子找尋輕躁狂的證據。我可以用各種不同的方法，或者直接詢問，或者用設計好的開放問句來廣泛了解睡眠品質或活動力的資訊。當然我也可以讓病人先完成篩檢問卷，再更進一步討論。但是，大部分醫師並沒有這個閒功夫。

## 醫師的診斷偏見

其實這才是我最擔心的事：醫師，尤其是我的精神科醫師同事，即使跟我一樣有機會篩檢病人是否有輕躁狂症狀，但他們卻不這麼做，因為他們覺得不應該用這種方法來判斷雙極傾向。在他們的想像中，輕躁狂症狀應該要明顯到根本不必那麼仔細看才看得到。於是，接下來就是你所知道的：診斷最後不只是跟你和你的症狀有關，更會受醫師和他所秉持的診斷概念影響。

因為察覺到這種風險，所以我會例行地告訴病人我的雙極性視角。我會盡可能告訴他們，採取不同觀念的精神科醫師會怎麼說，也告訴他們不同的診斷視角可能會導致哪些不同的治療建議。我也會要求病人閱讀我的網頁上「非躁狂之情緒起伏」（Mood Swings but not Manic）部分內容，這篇文章描述了「情緒光譜」，也正好是這本書的出處；我的網站也會連結到各個情緒疾病專家討論這個主題的文章（別擔心，你現在所知道的已經比網站上能學到的更多了）。我希望我的病人了解，「輕微輕躁狂」不是我自創的概念；我希望他們知道我需要他們的幫忙，一起合作盡量讓診斷更精確，也希望他們能知道我在找什麼，進一步能協助找到正確診斷。

另一方面，這種概念會不會太矯枉過正？假使醫師完全相信這裡所提出的疾病模式，拿出超大倍數的放大鏡還有一個大篩子，花夠多時間、夠努力地找，是否一定會找到什麼輕躁狂的蛛絲馬跡？如果是這樣，幾乎所有個案都會被鑑定成雙極性疾患，對不對？下一章開始，我們也將檢視這種過度診斷可能帶來的風險。但是首先，我還是要考慮你本身可能有的限制因子：你能把自己的輕躁狂看得多清楚？

## 你看得到自己的輕躁狂症狀嗎？

有時候，你可能會非常習慣於自己有段時間比較精力充沛而敏捷，有段時間比較易怒、充滿負面想法，或是有段時間特別激動焦慮，而且已經習慣到不認為這是異常現象。對你來說，這些都是正常的。你或是身邊的人怎麼知道你該去找精神科醫師？如果你去看醫生，但精神科醫師並沒有很努力地詢問某些特定問題來點出這些特殊經驗，那麼你和醫師都不會發現輕躁狂的確偶爾會找上門。於是，雙極性疾患就會被錯失診斷了。

現在，我希望你正在想的是：「等一下，怎麼可能有人不知道自己有症狀？如果連自己都不知道自己有些異常症狀，別人又怎麼可能知道？」再說一次，問題是你已經長期習慣這些經驗感覺，以至於沒辦法把睡眠減少這類的現象當成是症狀。這就好像問一尾魚有沒有嚐過「水」的味道一樣。

在情緒光譜中連續分布的疾病程度，有些可能會輕微到連你自己都不會注意到，但醫師還是可能想要了解這些症狀。舉例來說，你是否有時比平常多話？這種情形有時候有明顯的理由：你剛從表兄弟家旅行回來，玩得很開心，和家人團聚時當然會想一五一十地講給大家聽。但是，如果沒有理由就這麼多話呢？這正是我們要探索的。在這一章我們用這種方法檢視輕躁狂的每個症狀，也要討論那些可能發現你跟平常不一樣的人：你、家人、醫師，甚至是朋友或同事。

## 獲得精確的病史：家人和朋友要如何幫你

診斷應該根據誰的回憶——你的、家人的，還是朋友的？還是根據與你會談不到一個鐘頭的醫師的想法？當然最好的答案就是複選題最常見的答案：以上皆是。單用病史判斷勢必得冒著漏掉某些你忘了的事的危險。家人可能有偏見，我也絕不想只用家人的報告就下診斷，但他們的觀察可以有用地彌補你可能有的盲點。醫師當然會問問題，也會聽你對問題的第一手解釋，但他的時間一定有限。

還記得第 2 章我們提到的鑽洞嗎？試著回憶表 2.1 中：

- D 欄的症狀嚴重到連陌生人都看得出來。
- C 欄的症狀（比較輕微）可能是朋友或同事發現你已經不是原來的自己。
- B 欄的症狀輕微到只有家人之類最親近的人才會發現。

然而，你難道沒辦法自己看出這三個不同等級的所有症狀？嗯，實際上要看情形。有些人身處於輕躁狂、甚至嚴重躁狂時，儘管已經不是平常的自己，但仍能察覺到異常。這種覺察的能力通常稱為*病識感*（insight），意即可以明瞭自己的情形，察覺自己行為的改變。

但是，通常在躁狂期間，疾病本身就會干擾病識感，當然有時輕躁狂期也會有這樣的情形。病人變得過度自信、開始有各種偉大的計畫、開始情緒不穩容易生氣，而且即使家人或朋友提醒他，他可能還是一點也不覺得自己跟平常不一樣了。當症狀嚴重到了極點，比如說像 D 欄的時候，缺乏病識感會讓問題更嚴重，導致一些非常危險的狀況。舉例來說，我以前工作的精神科醫院曾有個年輕女性病患，住院的原因是寫了好幾千美元的支票給教堂、戲院、醫院等等機構。她堅持自己隨時可以賺更多錢打平收支，所以這種花錢的速度沒有問題。家人試著說服她這樣子不對勁，但她還是信心滿滿。最後，她在高速公路上以八十英里的時速疾駛，同時講電話講得大發脾氣，把手機扔出車窗外，於是被帶到醫院。

相反的，處於輕躁狂期時缺乏病識感最大的問題是無法看出自己的症狀，因此沒辦法主動報告自己的異常情形。這些症狀本身可能並不危險，比如說本來還滿害羞的個案有陣子會到卡拉 OK 店恣意表演，他可能覺得這件事有點怪，但絕不會把這事當成症狀。*DSM* 系統的雙極性疾病診斷方式會阻礙我們偵知這些症狀，也因此如果個案沒辦法察覺這些症狀，就會影響診斷的正確性。

## 讓朋友和家人幫你填補漏洞

特別在病識感不夠的時候，如果可以得到不同角度的觀察資訊，診斷會比較精確。很多精神科醫師已經發現，如果有開放管道向家人取得資訊，醫生和個案都能受惠，所以醫師很歡迎也很重視這些訊息。但是對你的醫師來說，這種取得訊息的做法可能不是常態，所以你可能會需要協助，讓醫師的雷達螢幕接收到各種與症狀相關的訊息。至少你可以請家人幫忙填寫本章後面所提供的雙極性篩檢量表（但是你必須先解釋你希望他們用你的角度來填寫他們所觀察到的情況）。最好的情況是，醫師會徵求你的同意要家人談談他們的看法，並且提供他們幾個可以報告你情況的方法，包括進行診斷時陪你來看診，或是他們單獨與醫師會談。

## 第三隻眼

記得我們之前提過，排除輕躁狂症狀就好像是確定老闆沒把鑰匙掉在你家。請家人幫忙就好像多一隻眼睛一起找。試著想像看看：如果輕躁狂症狀很明顯，或許你就能察覺到、說給醫師聽，或許醫師能從你的話中發掘完整的故事；甚至或許你就在診間裡表現自己的輕躁狂症狀；或者醫生照常規詢問躁狂病史時，症狀就會冒出來。但是如果症狀很輕微，醫師可能會需要點協助來確定你到底有沒有輕躁狂期；這時候，原本依賴你或醫師的單一觀點建立的診斷，就會因為另一個熟識你的人所提供的額外資訊，變成比較精確的診斷。

情緒光譜上從較明顯的第一型雙極性疾患到比較不明顯的第二型雙極性疾患，會需要花費更多時間及精力來決定是否有輕躁狂症狀史。因此，當你越不確定自己是否有雙極性光譜疾病，就越需要別人提供資訊來讓診斷更精確。請你務必再讀一次這句話，真的很重要。不只對你個人如此，對家人或重要他人也是一樣，對確診最大的助力就是，在尋找輕躁狂的過程中一定要了解到底要找什麼。

## 如果我真的不是雙極性疾患，他們卻都說我是，怎麼辦？

雖然目前證據顯示最大的診斷困境是把雙極性疾患誤認成單極性，但我們是不是有可能反而犯下嚴重的錯誤，把實際上是單極性的疾病說成是雙極性？要回答這個問題前，我們先花點時間了解「真的單極性疾患」是什麼意思，然後再來看誤診可能造成什麼後果。

### 「真的」是單極性或「真的」是雙極性，是什麼意思？

顯然這些詞彙的背後隱藏了其真實的涵義。正確診斷就是給實際的狀況賦予正確的名稱，而誤診則是用錯誤的名字。這些詞彙的存在意味著醫師和病人似乎都相信真的有正確和錯誤的診斷名稱，因為的確有些真實情形完完全全符合這些診斷名。然而，這種信念可能是被過度簡化了。

我們用個簡單的例子來說明。想像有個人覺得喘不過氣，並且變得呼吸急促，她可能患了肺炎或是犯了嚴重氣喘病。醫學用了些相對簡單的方式來確定她真正的問題：把她咳出的痰放在培養皿上四十八小時之後，如果除了鏈球菌落外沒有養出其他細菌（純系培養），再加上她的胸部X光上有一片不該出現的陰影，那麼很可能是肺炎。如果她不幸死於這次肺炎，那麼驗屍結果會看到她的肺部充滿了這種細菌，我們也就可以幾乎百分之百確定是肺炎了。

這個病例顯示隨著新的發現，診斷的可信度會逐漸提高：從主觀症狀、培養皿中的細菌與異常胸部X光，加上最後一擊：相符的驗屍結果。醫師就是靠這種辦法知道問題的確實導因是什麼：從臨床症狀與徵候（如呼吸急促）進展到實驗室結果，這些都會提高準確度，而準確度最高的是驗屍報告。

相反的，精神科診斷很少有這種準確度。醫師所診斷的疾病大部分並不會對腦部造成一致、用影像掃描或驗屍可以發現的明顯損傷。這就是診斷的兩難之處。對大多數精神科問題，特別是情緒疾患，醫師並沒有和X光相當的診斷工具，最糟的是，我們沒有像肺部細菌這樣決定性的結果可資證明什麼才是問題的緣由。

如果有人發現可以用來測試雙極傾向的實驗室檢查，一定會讓大家很興奮。事實上，最近就有個研究團隊宣稱自己發展出一種雖然未臻完美，但可能有用的檢查，然而這些振奮人心的消息只是穿破迷霧的第一步。思考看看，我們怎麼證明這個雙極性疾患的檢查結果是對的？難道不需要先找一群幾乎確認有雙極性疾患的病人，才能顯示這個檢查可以找到這個疾病，並且正確地命名，把這群個案和其他沒有雙極性疾患的人區隔出來？還有，我們要怎麼證明這群找來「測試檢查準確度」的病人真的患有雙極性疾患？

## 提高檢驗出「高度疑似」雙極性疾患的機率

你可以看出問題所在：沒有完美的參考點。我們無法確認雙極性疾患的存在：沒有X光、腦部影像掃描、抽血檢查，甚至驗屍報告。我希望這點在未來幾年能有進展，至少下個十年內隨著對於雙極性疾患的細胞病理與遺傳機制更加了解，這個部分能隨著持續進步。但截至目前，要怎麼知道某個檢驗是否能真的找到雙極性疾患？幸好，整個情況還不至於太絕望，我們可以找到許多症狀強烈符合雙極性疾患診斷的個案，並拿他們來評估某個檢驗是否能分出雙極性疾患與非雙極性疾患。本章稍後就會討論兩個已經用這個方法檢驗過的問卷。

這些測驗事實上仍然只能盡量提高雙極性疾患被偵測到的機率，但即使是最專業的會談也無法確認一個人是否有雙極性疾患；而且信不信由你，會談仍然是目前最精準的評估方式。因此，我們沒辦法知道診斷到底正不正確，但是仍然可以把準確度提到很高。以有典型 *DSM* 雙極性疾患症狀的個案來說，精神科醫師對於他的診斷可以輕易達到共識；然而，若病人的症狀表現比較複雜、比較不明顯，精神科醫師就很容易意見分歧，而且也沒有完美的標準可供判斷哪個醫師的診斷才是對的。

不好意思，還是讓你一頭霧水吧？既然醫師的診斷過程有那麼多問題，那你又怎麼能知道自己的問題究竟是什麼？換個角度：就算不可能百分之百確診，但如果越了解雙極性疾患的變異和這些變異在情緒光譜上的展現，你就越能夠幫助醫師或治療師盡可能做出正確診斷。

與其嘗試確定自己有沒有雙極性疾患、單極性憂鬱症或第二型雙極性疾患，你反而可以提高自己對雙極傾向的敏感度。如果你是處於情緒光譜的極端，不管是單純的雙極性或單極性疾患，確認診斷和給藥都比較容易；相對的，處於情緒光譜中間的個案，其症狀儘可以用任一方式（雙極或單極性疾患）解釋，但我們就必須比較用這兩個方式治療各自有何風險與益處。

## 誤診的後果

如果你的症狀是屬於情緒光譜的極端，應該就不需要讀這一節。以下的資訊最主要是提供給處在情緒光譜中間的個案，他們可能遇到四種狀況：

1. 你有單極性疾患，也接受單極性疾患的治療。
2. 你有單極性疾患，但接受雙極性疾患的治療。
3. 你有雙極性疾患，但接受單極性疾患的治療。
4. 你有雙極性疾患，也接受雙極性疾患的治療。

顯然你該擔心的是第二和第三種狀況，對吧？如果你慣用視覺學習，可以看看表 4.1，說明可能發生的狀況。

你會發現，當你真正的疾病（假設有某個神奇方法可以知道真正疾病的話）和診斷相符，結果就令人滿意。但是如果兩者不相符，也就是表中左下角與右上角的狀況，就會產生問題。表 4.2 整理了這兩種誤診情形會衍生的風險，同時我們在接下來的幾節也會討論這些問題。

表 4.1　你真正的疾病與診斷

| | | 真正的疾病 | |
|---|---|---|---|
| | | 單極性疾患 | 雙極性疾患 |
| 你的診斷 | 單極性疾患 | 1. 很好 | **3. 有問題** |
| | 雙極性疾患 | **2. 有問題** | 4. 很好 |

表 4.2　兩種主要誤診可能引發的後果

| | | 真正的疾病 | |
|---|---|---|---|
| | | **單極性疾患** | **雙極性疾患** |
| **你的診斷** | **單極性疾患** | • 沒問題 | • 有發展成躁狂、混合狀態、快速循環型疾病的風險<br>• 短期、甚至長期對情緒穩定劑反應變差<br>• 有些人的自殺風險會增加<br>• 延遲接受有效治療 |
| | **雙極性疾患** | • 疾病標籤化<br>• 服藥風險較大<br>• 治療無效<br>• 延遲接受有效治療 | • 沒問題 |

**其實是雙極性疾患，但被以為是單極性疾患**。這就是右上格子的情形。對於單極性疾患，也就是 *DSM* 診斷系統中的重鬱症，治療選擇包括心理治療、運動，以及藥物，這裡所說的藥物基本上就是抗憂鬱劑。對於雙極性疾患來說，抗憂鬱劑造成問題的機率究竟多高目前還有爭議，但是除了少數持懷疑態度的人之外，研究文獻已經很肯定地告訴我們有些人的憂鬱其實是雙極性疾患的一部分，他們對抗憂鬱劑可能有非常糟糕的反應。這些負面反應包括：

- 完全轉變成躁症。
- 很快地從一種情緒狀態循環成另一種。
- 混合狀態症狀——包含了最危險的情緒狀態，即激躁與憂鬱的組合。

有證據顯示抗憂鬱劑會影響雙極性疾患的病程，引起更多意料之外的症狀。有些富爭議的證據則認為抗憂鬱劑會讓人產生自殺想法及舉動，這種反應在雙極性疾患的個案身上尤其常見。另外，理論上令人擔心的是，抗憂鬱劑會讓躁狂或輕躁狂症狀變得更嚴重，來得更快，或許還會使病情變得更難治療、需要更多藥物。這個理論叫做復燃效應（kindling，在第 9 章還會更詳細介紹這個名詞以及其他與抗憂鬱劑相關的風險）。

最後，診斷過程中還有個非常嚴重的矛盾：如果你不滿 25 歲、目前只發作過憂鬱症、沒遇過雙極性情緒症狀（以我們神奇的判斷方法來說的話），那麼你的診斷就應該是重鬱症。然而，在你接近 30 歲前這都只是臨時診斷，因為躁狂症狀可能只是還沒發生而已。Barbara Geller 醫師是兒童雙極性疾患的權威，她的研究團隊追蹤一群在 10 歲時接受重鬱症治療的兒童，發現他們之中有一半在 20 歲前會發展出足資確診為雙極性疾患的情緒症狀。Joe Goldberg 醫師是位傑出的雙極性疾患研究者，他的同事在平均 23 歲、因重鬱症而住院的年輕成人身上也發現同樣的結果：這群個案有一半在接下來十五年間發展出雙極性症狀。

所以不幸的結論是：現在你看起來或許真的是單極性疾患，不過如果你還年輕，如果你還有第 3 章提到的軟性徵候，治療前你就得一直考慮雙極性疾患的可能性。醫師會問：什麼時候我看到病人服用抗憂鬱劑效果不錯的時候才可以不必煩惱這點？我的回答是，以我的經驗來說，對抗憂鬱劑的負面反應發生時間可長可短；短可以到二十分鐘，像有個病人第一次服用克憂果（paroxetine, Paxil）二十分鐘後說「我覺得好像一顆射出的砲彈」；長則可達七年，就像有個病人吃了樂復得（sertraline, Zoloft）穩定七年後才發生明顯的負面反應（後面這個個案特別有指標性，因此以個案報告的方式發表在期刊上）。

**其實是單極性疾患，但被以為是雙極性疾患**。最後這段要談談，如果醫師透過雙極性疾患的鏡片看你，結果把實際上是單極性疾患的你診斷成雙極性疾患的話，可能會發生哪些狀況。可能的風險有好幾個。

首先是標籤化的問題。要接受「憂鬱」的診斷標籤已經夠糟了吧！那如果是「雙極性疾患」的標籤呢？喝，琳瑯滿目的精神疾病中這兩者可是完全不同等級的病，就好像你走進百貨公司要找件新襯衫，可是突然有人給你看的卻是件新外套和領帶。讀到這裡，你應該已經知道單極性憂鬱症和雙極性疾患之間只是程度上的不同——就只是你在情緒光譜上的位置，但是社會大眾並不知道這點。被人知道你接受憂鬱症治療已經夠難堪了，如果他們知道你要治療的其實是雙極性疾患呢？大多數人就算聽過情緒光譜，仍會覺得這兩種疾病之間存在很大的鴻溝。通常我會提醒病人謹慎考慮可以告訴哪些人他們的診斷是雙極性疾患；如果告訴老闆、朋友、同學可能風險太大，這些人或許以為這意味著第一型雙極性疾患（記得，第一型雙極性疾患其實就是從前所說的躁鬱症，也就是有精神病症狀的嚴重躁症症狀）。當然，罹患第一型雙極性疾患本身與道德無涉，但這個詞彙給人的印象卻跟情緒光譜的症狀概念大相逕庭，所以會誤導人無形中給個案貼上標籤。

第二是用藥的風險。多數人會覺得情緒穩定劑比抗憂鬱劑引發的副作用來得嚴重，這就有點像比較蘋果和橘子一樣。你要怎麼比較兩種藥物的風險：一是發生率大約三千分之一，可能造成嚴重皮疹需要住院、極少見的情形下可能致死；另一則是可能讓你想自殺，不過發生率低到可能只有 1% 到兩百分之一？充斥著雙頰紅潤、開心露齒而笑的模特兒廣告，讓抗憂鬱劑看起來似乎完全無害，事實上這些藥物可能造成體重增加、性功能障礙（比情緒穩定劑更嚴重），還有一長串少見但嚴重的問題。然而當我的病人讀到情緒穩定劑的風險，似乎都會覺得這類藥比抗憂鬱劑危險得多（詳見第 8 章）。

第三，情緒穩定劑在真正的單極性疾患個案身上可能完全無效。不過有些時候是有效的：對於服用抗憂鬱劑反應不理想的單極性疾患來說，建議加上鋰鹽作為輔助。其他治療雙極性疾患的藥物也有少數類似的資料，顯示就算誤用，還是可能有幫助。

最後，弄錯目標可能會延後開始正確治療。因為抗憂鬱劑要幾週後才會見效，如果再加上一開始因為誤用情緒穩定劑耽誤的時間（說不定一開始因為用藥沒效，還試了好幾種不同的情緒穩定劑），那麼可能憂鬱症狀會持續好長一段時間。這種延誤在相反的誤診狀況（也就是雙極性疾患被診斷成單極）也會發生，所以我把它列在表 4.2 的兩種誤診後果中。

## 可能出錯的環節

目前，一般常犯的錯誤似乎是過度診斷單極性疾患（即憂鬱症），我認為如果出錯的方向是過度診斷雙極性可能也不會比這個糟糕。事實上，你可以輕易想像出如果真的非得出錯，則過度診斷雙極性疾患所傷害的人會少得多（大概除了某些過度標籤化的例子之外），不過很多其他的精神科醫師會強烈反對這點。究竟何者會導致較大的傷害就端視你覺得抗憂鬱劑有多大風險，而我比多數同事更擔心這些風險，所以曾在個人網站詳細地寫了篇文章「抗憂鬱劑在雙極性疾患中的使用爭議」，裡頭把少如鳳毛麟角的資料整理了一番。

我也知道這些聽來令人沮喪：如果你在情緒光譜的左端或中央，就沒有確診的好方法。我的建議是盡量了解雙極性疾患的本質，然後密切地與醫師或治療師合作。先不下結論，而從操作型診斷（working diagnosis），也就是臨時診斷架構開始，觀察治療結果好不好，否則至少也該在必要時一再重新考慮診斷。哈佛大學的 Gary Sachs 說，單次會談後就要告訴個案他有沒有雙極性疾患、需不需要治療，就像是「約會一次就要結婚生子」一樣。

假設沒有一位能協助你精確診斷的精神科醫師，那是不是能用某種測驗幫你更清楚地了解自己？這就要看你是在情緒光譜上的哪一點了。你可以從接下來這段學到相關訊息。

## 雙極性測驗

很多人現在聽過了輕微輕躁狂的討論，還有情緒光譜中軟性雙極性變異，仍想知道：「沒有人能直接告訴我是或不是嗎？」畢竟，當你去看精神科醫師或基層醫師時，開藥或者嘗試用藥前，他們總得決定治療方向吧！

實際上，也是也不是。我不是要害你更糊塗，不過答案其實端視你如何看待診斷這回事。現在你了解情緒光譜的模式並不直接提供是或非的答案，在這個概念下診斷只是要嘗試把你放置在光譜的某個位置上。相較起來，在 *DSM* 診斷系統中反而可以用是或否回答這個問題：「我有雙極性疾患嗎？」

對有些個案而言，所有的診斷線索，包括症狀、病程演變、家族史、過去用藥反應，都朝著同一個方向，他們大概就是在情緒光譜的兩端，此時 *DSM* 系統可以運作，可以用是非題回答診斷，並直接導向適當的治療。這些人並不需要額外測驗來確診。

諷刺的是，需要測驗協助釐清診斷的人通常也就是測驗結果最難解釋清楚的人，這點你很快就會知道。的確有一些測驗工具，其中兩個很容易進行，就算沒有醫師、沒有治療師，你自己一個人也能完成。但是一定要記得：測驗結果不等於診斷。即使測驗結果說有，也不意味著你有雙極性疾患。很多醫師本來應該知道這件事，卻已經忘了為什麼會這樣。因此為了安全起見，如果要單獨或在診間使用這些測驗，你自己必須要了解這點。

急著要看這些測驗吧？沒關係，等等就開始了。但是在那之前，你必須先了解如何看待測驗結果，通常這點是交給受過相關訓練的醫師，不過多點了解也沒有壞處。

## 接受測驗與評分前你該知道的事

學習如何評分之前，你需要了解為什麼我要警告你測驗結果不等於診斷。等等，難道診斷不是重點嗎？嗯，也是也不是。的確，重點是要幫你構築一個有效的暫時診斷，但測驗陽性仍不表示你有雙極性疾患。為什麼？聽起來有點複雜，不過有個簡短的答案。

即使是最好的診斷式檢驗也沒辦法直接等於診斷，而只是調整確診的可能機率。回憶一下精神科大部分的診斷奠基在四點：

1. 症狀。
2. 病程發展。
3. 家族史。
4. 對治療的反應。

當醫師在你的協助之下拼湊起這四個部分，就會對你的狀況有個初步的想法。如果醫師幾乎確定你有或沒有雙極性疾患，就不需要測驗。但是在這兩個極端之間，測驗有時能把醫師的直覺導向其中一端，這點可以很有用。

雖然醫學系教過這個邏輯，但許多醫師已經忘了連愛滋病毒用的 HIV 測試這麼生物取向的檢查結果也沒辦法直接變成診斷。這並不是因為測驗（即使是測試 HIV 病毒這麼準確的測驗）不完美，而是因為測驗本身可能有偽陽性結果。陽性測試應該代表有病，但有時卻傳達了錯誤訊息。有時雖然沒病，測驗結果仍為陽性。舉例來說，HIV 血液測試以前有 1.5‰ 的錯誤率（現在好一點了），這表示一萬名已知沒有 HIV 病毒的受試者中，十五個人會有偽陽性的測驗結果。

雙極性測驗也有這種錯誤率，當然比率較高，有些研究說高很多，因此你要小心看待測驗結果。這些結果應該可以用來影響診斷方向，尤其是如果測驗結果是肯定的陽性或陰性的時候。但是測驗本身卻無法直接診斷，因為它們有錯誤的機會。就跟其他測驗，特別是最生物取向、錯誤率最低的測驗一樣，解釋雙極性測驗結果時必須同時考慮診斷的其他四要素——症狀、病程、家族史、過去治療反應。我在個人網站上盡量用最簡單的語彙詳細解釋這個統計上比較正確的使用測驗辦法（當然，醫師可能不太敢去讀這些，畢竟這些統計方法並不容易，在醫學院課程裡也都只是迅速帶過）。

這就是為什麼測驗結果不等於診斷，而必須用臆測的概念來進行。醫師或治療師應該要蒐集資料，臆想你的情形。當然統計上沒有理由你不能自己蒐集資料、自己先下初步結論，然後用測驗來調整這個結論。如果你已經讀懂本書的前三章，我想你的初步結論可能比很多基層醫師的結論精確得多（雖然這些醫師的醫術也在快速進步當中）。

下一步是用測驗結果修正結論。如果你讀懂我個人網頁上對於修正過程細節的描述內容，我相信你可以做得跟大部分基層醫師一樣好，甚至更好。不過要提醒你，這是種前衛的診斷方式：醫學不允許病人自己下診斷。這麼說好了，如果你還沒讀懂我網頁上的測驗說明，那麼就先不要相信自己的解讀，而要跟醫師或治療師討論測驗結果的意義。

但是，這一大堆有關測驗結果的東西其實會讓我們漸漸遠離本書的主軸：個案可以處在情緒光譜的任何位置。因此，我們要來看看這個可以告訴你位於情緒光譜何處的測驗：雙極性光譜診斷量表（Bipolar Spectrum Diagnostic Scale, BSDS）。相反的，另一個測驗「情緒疾患問卷」（Mood Disorder Questionnaire, MDQ），通常是用類似 *DSM* 的方式給你一個「有」或「沒有」雙極性疾患的答案，所以 MDQ 在情緒光譜的思考模式上就來得沒那麼有用。然而，MDQ 已經迅速竄起，成為比較標準的測驗，所以醫師可能比較熟悉 MDQ 而不是 BSDS（如果想使用 MDQ 的話，我的網站提供了 MDQ 量表內容、計分指引，以及解讀說明，大概就像接下來介紹 BSDS 的方式。連結可使用的 Notes 頁面或點取 psycheducation.org/notes.htm）。

## 雙極性光譜診斷量表（BSDS）

雙極性光譜診斷量表提供的答案是以「機率」來呈現，因此可以符合情緒光譜的診斷模式。這個測驗最早是由一位很聰明、有創意的波士頓精神科醫師 Ron Pies 所發明，之後 Nassir Ghaemi 和同事也評估了該測驗的精確度。第 3 章裡我們提過 Ghaemi 醫師，他的研究主要著眼在情緒光譜的概念。這些精神科醫師希望能發展出一套紙筆測驗，以符合雙極性光譜的模式，用系統化、量化的方式蒐集輕躁狂症狀。如果你也想試著做做看這個測驗，那現在就先不要閱讀計分方法，直接填答。否則，作答時你可能會一直想著計分內容而不是自己真正的狀況。接下來是 Pies 醫師的測驗內容。

## BSDS

首先，請把接下來的文字從頭到尾閱讀一遍，不要管空格，然後照著指示做。

有些人會注意到自己的情緒和／或精力隨著時間有明顯的轉變________。這些人發現，有些時候他們的情緒和／或精力很低落，有時候則是很高昂________。在「低落」時期，他們常常覺得自己缺乏活力，必須臥床或睡得比平常多，而且幾乎沒有動機做該做的事________。這時候他們常常體重增加________。在低落時期，這些人常常覺得抑鬱，幾乎總是覺得悲傷或憂鬱________。在低落時期，他們有時會覺得無助或甚至想自殺________。他們的工作或社交能力產生障礙________。典型的低落期會持續數週，但有時只會持續數天________。具有這種情緒型態的人在起伏的情緒之間可能會經驗到一段情緒正常的時期，這段時間覺得他們的情緒與活力沒有問題，功能也不受影響________。接下來他們可能會發現自己的感覺有很明顯的轉變________。他們會覺得精力異常增加，常常能做到許多平常沒辦法做到的事________。有時在這段比較高昂的時期，這些人會覺得自己好像精力過剩或者覺得很亢奮________。有些人在這段高昂的時期，會覺得易怒、緊繃，或煩躁________。有些人在高昂的時期，會同時進行太多活動________。在高昂的時期，有些人會花錢花到給自己帶來麻煩________。這些時候他們可能會變得比較多話、外向或性慾大增________。有時候，他們在高昂時期的行為可能看起來很怪異，或是干擾別人________。有

（續下頁）

時候，這些人在高昂時期跟同事相處會有困難，或惹上警察________。有時候，他們在高昂時期的飲酒量或非處方藥物使用量會增加________。

讀過以上片段後，請評定以下幾項何者最符合：

1. 這個故事非常符合我的情形，幾乎一模一樣。
2. 這個故事還滿像我的狀況。
3. 這個故事跟我的情形有某方面相符，但大部分不符合。
4. 這個故事所說的跟我完全不同。

現在再回到上面那段文章，在符合你情形的句子後面打個勾。全部做完後，算算看總共有幾個勾勾。

**BSDS 的計分**。如果你想自己使用這個測驗，現在應該是跟著指示句作答的最好時候。如果你未來會把這本書送給朋友，那你可以另外拿一張紙打勾勾。

做完後，以下就是原始作者 Pies 醫師建議的計分方式：把前十九個問句中的打勾數目加起來，然後這個總分再加上剛剛你選擇相符情形的分數：

1. 這個故事非常符合我的情形，幾乎一模一樣。（6 分）
2. 這個故事還滿像我的狀況。（4 分）
3. 這個故事跟我的情形有某方面相符，但大部分不符合。（2 分）
4. 這個故事所說的跟我完全不同。（0 分）

最高分是文章中得 19 分加上「符合程度」的 6 分。以下是分數的解讀方法：

19 分以上 = 高度可能為雙極性光譜疾患

11-18 分 = 中等可能性為雙極性光譜疾患

6-10 分＝雙極性光譜疾患的可能性低

＜ 6 分 = 非常不像是雙極性光譜疾患

如果你希望從這個測驗得到有或無的答案，也是可以理解的。但是要記得，重點是評估你在情緒光譜上的位置，而這就絕不是是非題了。記住，這些測驗只是要調整初步的臆測內容，而不是確診。一定要與醫師討論你的測驗結果。

好，在結束本書的第一部分前，對於診斷不同的雙極性光譜疾患變異型，我們還要來看看一些其他看起來像、或者是伴隨情緒光譜疾患的疾病。

CHAPTER 5

# 還有什麼可能？排除類似雙極性疾患的病狀

如果醫師的診斷能力值得信賴，如果好幾位醫師都給你相同的診斷，或者根據診斷給你的治療有效，那你大概不必讀這一章。但是，如果你剛開始學習如何診斷，特別是如果你覺得確診有很大部分必須靠自己的時候，那麼在確定診斷是情緒光譜疾患之前，你應該要先考慮四種可能的其他解釋：

1. 看起來像雙極性疾患的生理疾病。
2. 可能引發類似症狀的藥物。
3. 其他更能解釋你症狀的精神疾病。
4. 常常和雙極性疾患併發的臨床狀況。

如果要把和以上四種可能性相關的所有臨床狀況都列出來詳細說明，那麼這一章就會變得像本小教科書了。因此，我並不列舉說明那些在其他書上可以找到的細節，而是提供一些概念，引導你如何考量其他可能引起類似症狀的解釋。大部分醫師處理這個議題的方法是：先用這種概念廣泛地考量，然後在需要時查閱這些疾病表單。

## 看起來像雙極性疾患的生理疾病

有些疾病會造成類似雙極性疾患的症狀，不過接下來可想而知，你會多了一大堆傷腦筋的事吧？打開這本書，本來是想看看能不能對你的情緒症狀有些幫助，但是突如其來地你開始擔心自己是不是有腦瘤還是哪個免疫疾病。Phelps 醫師，真是多謝你啊！

好吧，我們還是應該先從醫學系常教的一句話講起：「常見的永遠都是常見的。」這是用非統計的語言表達一個統計上的概念。其實很簡單，我們先想像可以造成同種症狀的兩個不同疾病。舉個例子，就像脖子痛可能是因為肌肉緊張或是脊椎腫瘤（當然，還有其他原因可能導致脖子疼痛，但目前我們先考慮這兩個）。好，假設你是醫師，羅伯跟你說他脖子痛。在詢問疼痛病史與檢查脖子之前，很可能已經知道他有肌肉緊張的問題，這個可能性比脊椎腫瘤的可能性高得多，因為肌肉緊張是很常見的疾病，但脊椎腫瘤並不是。

再接近問題核心，假設你有一陣子易怒、失眠、激躁，有一陣子則是非常無精打采、沒有活力、完全沒辦法享受自己本來最喜歡做的事。當然腦瘤在極少數的狀況下會造成這些症狀，但病因是情緒疾患的可能性卻是高出好幾百倍，因為這類腫瘤很少見，情緒疾患卻很常見。因此，如果你有這些症狀，那麼即使在不考慮家族史的狀況下，你也可以依照發生機率，排列各種可能的診斷病因（憂鬱症、雙極性疾患、腦瘤、自體免疫疾病）的可能性。

因此，醫師在學校中學到：「常見的永遠都是常見的。」老師強調這個想法的重要性：想想看你提出的診斷假設是否是常見的臨床問題。醫學生常常會把這句話解譯成「聽到蹄聲，要先想是馬而不是斑馬。」懂了嗎？馬很常見，斑馬就不是了（至少在美國醫學院的環境是這樣的）。當醫學生看到某個症狀，比如說咳嗽，就應該先考慮常見的可能原因，也就是「馬」。之後，才可以考慮比較少見的病因，也就是醫學上的「斑馬」。

所以當你在考慮可能引起憂鬱症狀的諸多生理疾病時，請銘記在心這些疾病很少造成像雙極性疾患的症狀，當然，有三個主要的例外：

1. 甲狀腺疾病。
2. 女性的生殖荷爾蒙。
3. 其他藥物。

我們來仔細看看這三個例外。

## 甲狀腺

你會想知道自己的甲狀腺功能，因為：

1. 甲狀腺問題會造成情緒症狀。
2. 即使是正常的甲狀腺素濃度，也會影響你對於情緒光譜治療（如抗憂鬱劑、情緒穩定劑）的反應。

甲狀腺素過低（甲狀腺機能減退）會造成憂鬱；過高（甲狀腺機能亢進）會造成焦慮和激躁。以我的經驗，甲狀腺機能過低也和焦慮有關係，有些焦慮症又是雙極性疾患的一部分，這個我們在本章的焦慮一節會討論。甲狀腺疾病很常見，是醫學中的「馬」、不是「斑馬」，所以情緒問題的評估應該也包括甲狀腺功能的檢查。如果醫師不安排這項，你可以禮貌地請教醫師省略這項檢查是否明智（參考第6章有關如何與醫師合作的一般原則）。

大家都知道檢查甲狀腺功能很重要，卻不一定曉得正常的甲狀腺功能也會影響治療成效或情緒症狀。有幾篇研究重鬱症和雙極性疾患的研究顯示，那些甲狀腺功能偏高但仍在正常範圍的個案對治療的反應較好。相對的，甲狀腺功能正常但偏低的個案對治療的反應較慢，或者完全不反應。其中一篇研究的作者有很好的想法，值得參考：「我們的研究結果顯示，接近四分之三雙極性疾患病人的甲狀腺功能可能不足以使抗憂鬱劑達到足夠效果。」換句話說，75% 的雙極性疾患個案的甲狀腺功能可能太接近低下的程度，以致對抗憂鬱劑治療反應不佳。提醒你，這是「唯一」一篇提到雙極性疾患中甲狀腺功能和抗憂鬱劑治療反應的文章；如果還有類似的研究結果，這個結論的可信度就會更高。但是，有篇類似的研究設計針對重鬱症，獲得類似的結果，因此支持了正常偏高的甲狀腺素值有其重要性。

因為目前並沒有研究直接支持治療者給雙極性疾患的病人服用甲狀腺素，所以這些作者並沒有建議這種用藥方式選擇，不過他們仍然很清楚地指出可以考慮這種治療方式。就算發病時甲狀腺機能還在正常範圍內，使用甲狀腺素治療，除非過量導致甲狀腺機能亢進，否則幾乎沒有什麼風險。因此，不管你接受何種治療，「加上甲狀腺素」久已被視為治療無效之憂鬱症的處理方式之一；如果你的甲狀腺檢查值正常偏低，治療效果又不盡理想，加上甲狀腺素也是個選擇。你可以閱讀我的網頁上甲狀腺與雙極性疾患的連結（連結：第 5 章的 Notes 頁面 psycheducation.org/notes.htm），上面敘述這些測驗和正常值，並有較多描述甲狀腺功能與情緒症狀之間關聯的最新資料。

## 生殖荷爾蒙

我必須談談生殖荷爾蒙與情緒的關係，因為：

1. 大家都知道有這方面的關係。
2. 不管到底它們之間的關係是什麼，都是常見問題。

很可惜，一直到最近醫學才開始研究生育年齡的女性。我試著從過去幾年的文獻中尋找相關資料，但除了經前症候群外，我幾乎找不到研究探討如何治療和荷爾蒙相關的情緒症狀。

然而，即使是經前症候群的研究也頗令人失望：至少有十二個隨機試驗（第 7 章所描述的最理想的研究設計方法）針對血清素類的抗憂鬱劑，這些藥物看起來似乎都很有用，但是只有一個很小的研究提到以運動治療經前症候群、一個有關鈣片治療的大型研究、沒有關於黑升麻（black cohosh）的研究，和只有個很古老的前瞻性研究針對聖潔莓（chasteberry）——至少目前我知道的是這樣。我可能漏掉了一兩篇資料，但重點是：對於能賺錢的藥物都有設計良好的研究，但對於便宜的療法，卻幾乎沒有人研究。當然，這並不是巧合。

## 與憂鬱症有關的臨床疾病

與憂鬱相關的疾病種類之多，就算列成表也沒什麼用：幾乎所有你想得到的常見疾病都有可能，包括心臟病、中風、糖尿病、癌症。所以我的焦點只放在某幾個特別和情緒光譜疾患相關的疾病（甲狀腺疾病除外）。

睡眠呼吸中止症不太常被擺在這些原因中，因為這個疾病最常見的族群是體重很重的病人。在美國，體重飆漲到了完全失控的程度，從 1991 年起肥胖人口增加了 75%，五個美國人中就有一個肥胖，我們實在快把自己吃撐了。壓力可能也扮演很重要的角色。除此之外，有些藥物的副作用是體重增加：大部分的抗憂鬱劑會造成體重增加，尤其是情緒穩定劑。糟糕的是，睡眠呼吸中止症的標準檢查，也就是包含呼吸監測的隔夜睡眠檢查，非常昂貴。簡而言之，我無法肯定美國是否能負擔讓每個需要的人接受測試。但是，睡眠呼吸中止症有可能使憂鬱症惡化，讓情緒光譜疾患變得更難治療。

我確定美國無法負荷接下來的一波糖尿病趨勢，有位內分泌科專家估計下個十年，美國聯邦醫療保險人口中有 30% 會患有糖尿病，他建議的常規治療用藥至少五種，每一種都很昂貴。本來我以為精神科藥物是最貴的了──我可能離題了，也可能沒有──少數證據顯示肥胖會惡化情緒，不只是因為肥胖會影響人們對自己的觀感、或是肥胖限制了他們的活動範圍，而是直接影響情緒〔在我的網頁 psycheducation.org/notes.htm 你可以看到更多證據，包括一個很特別的個案報告：「代謝症候群──造成心理症狀？」（Metabolic Syndrome-Causes Mental Health Symptoms）〕。

截至目前我只談到憂鬱。雙極性疾患呢？是否有任何臨床疾病看起來像雙極性疾患？同樣的，有，而且很多。列表出來的話裡面也會包含太多少見的疾病，對你沒多大用處。頭部外傷與中風常常和首次發作的雙極情緒症狀脫離不了干係，但臨床醫師通常認為這些疾病會誘發本來就有的雙極性疾患，而不只是造成像雙極性疾患的症狀。

你怎麼知道自己的狀況會不會是類似雙極性疾患的症狀，而非真正的雙極性疾患？一般來說這最好留給醫師去弄清楚，當然前提是你要有個好醫師。以下是一些醫師常去尋找的線索：不完全符合典型雙極性疾患的症狀，比如意識警醒程度的變化；一般實驗室檢查值異常；或是理學檢查有不尋常的發現。另一個簡單的線索是缺乏雙極性疾患其他的特色——症狀不是早期發作、沒有反覆的情緒發作、生產後情緒沒有轉換，還有（或許也是最重要的）沒有任何情緒、焦慮或酒精相關疾病的家族史。如果這些特色中有幾個存在，再加上類似雙極性的症狀，那麼雙極性疾病是正確診斷的可能性就大大增加了。

## 會引起類似雙極性疾患症狀的藥物

我開出的處方藥物的確可能造成某些需要其他醫師協助解決的問題，比如說體重增加、血壓上升或是膽固醇增加（等到第 10 章，你會知道某些不會造成這些問題的藥物）。但是，某些其他醫師開立的藥物也必須特別注意。

我有個基層醫師同事常常說：「除非你能證明無罪，不然就是有罪。」（其實這個對於藥物的重要想法已經流傳很久了；請參考我的網頁。）如果情緒症狀在服用某種藥物之後才惡化，那藥物可能就是起因。唯一能證明藥物沒問題的方法就是停藥，當然這必須在藥物不是百分之百必要的情形下（比如說嚴重皮膚感染使用抗生素）才能進行。但是，**千萬不要自行停止使用任何藥物。**你的醫師會知道停藥有哪些你不知道的風險，他可以幫你設定一個漸進的時間表協助你停藥。漸進減藥，至少減精神科藥物時，一定要照著你和醫師商量出來的計畫（我說這話聽起來會不會有點太緊張？）。

當我的病人走進診間，看起來不太對勁時，我會先看看他用了哪些藥，思考是否其中哪一項讓他沒辦法好起來。我們必須用這種方式個別思考每一個藥物。的確，如果你到網路上搜尋所有可能造成憂鬱症的藥物，一定會得到很長的一個表，長到一點也不實用：太多種藥了根本記不住，其中還有許多根本幾乎不會造成憂鬱。因此即使有嫌疑的名單很長，還是有幾個是特別常見的（它們有的可以造成所有症狀，從躁狂到單純憂鬱都有）。

## 類固醇

在我的經驗中，類固醇是造成情緒症狀最惡名昭彰的藥物之一（唯一一個也會造成這麼嚴重的問題的是酒精，我們在 11 章會進一步討論）。最常見的類固醇製劑是 prednisone，用來治療毒橡樹接觸性皮膚炎、氣喘或嚴重關節炎。只要一或兩劑就可能讓情緒症狀惡化，或讓本來控制得宜的情緒症狀復發。我們必須注意的類固醇是口服劑型，也就是藥丸，包括雌激素、黃體激素、睪固酮。之前曾經提過，這些荷爾蒙對情緒症狀的影響眾所周知：黃體激素基本上引起憂鬱；睪固酮基本上引發躁狂（至少一開始是如此）；雌激素則如脫韁野馬──會造成激躁與焦慮，有些女性就是因此無法服用避孕藥。當然雌激素也可能造成憂鬱，不過比較少見就是了。

那麼過敏或氣喘用的吸入性類固醇呢？雖然曾有與舊型吸入類固醇 beclomethasone 有關的躁狂病例報告，但這些情形畢竟極少。皮膚用的類固醇藥膏也很少有問題，大概是因為可能引起情緒症狀的劑量太高會刺激皮膚，或者因為皮膚血流量豐富等等原因。至於其他的藥物在我的經驗來說，很少發生什麼問題。

## 其他應該注意的藥物

最著名的應該是止痛劑（尤其是 Percocet 之類的嗎啡製品）、鎮靜劑〔Valium 之類，包括贊安諾（Xanax）〕，以及各種降血壓藥。然而我的經驗是，這些藥物通常也不是病因，不過當然有時候可能有點關係。所以，我們仍然需要考慮這些藥物和症狀的關係，尤其是當治療效果不好的時候。若採用「除非證明無罪，否則有罪」的想法，這些都是嫌疑犯。

## 可以解釋你症狀的精神疾患

這一部分要探討有哪些精神科診斷能夠把你的情緒症狀解釋得更好。也就是說，它們可能是另外的診斷，而非雙極性疾患的診斷。特別有兩種疾病能造成所有雙極性疾病的症狀：物質使用和邊緣性人格疾患。

### 物質使用

*物質使用*是喝酒與吸毒的正式名稱。如果你能控制自己幾個月不碰這些東西，那就可以很容易弄清楚物質使用是不是你*唯一*的問題。如果幾個月酒、毒不沾，你的症狀也消失了，那大概毒品或酒才是病因，而非雙極性疾患。但是如果你遠離毒品幾個月，症狀仍然持續，你可能有*兩個*問題——情緒疾患與毒品使用的問題（雖然到那時後者已經短暫緩解了）。

但是，很多人用酒或毒品來治療情緒光譜疾患。舉例來說，人們用酒和大麻來壓抑輕躁狂的激躁情緒，他們認定自己的情緒症狀比吸毒或酗酒的後果來得嚴重。這些人可能很難停用毒品夠久到能弄清楚他們到底是只有一個問題還是兩個，因為他們一試著停用酒或毒品，症狀就會再度出現。有時候醫師只需要假設他們本來就有憂鬱症或雙極性疾患就直接開始治療，同時希望治療後物質使用的問題也可以減輕。十五年前當我還在受訓時，這種處理辦法曾經飽受批評，但現在卻變得很常用，而且還有些不錯的研究數據支持它的效果。

### 邊緣性人格疾患

有位專家這麼描述邊緣性人格疾患：「一種常見的人格疾患，個案很難發展出親密關係，並且在控制憤怒與悲傷、衝動與自殺等情緒都出現障礙。」如果你對邊緣性的概念不太熟悉，那可以看看表 5.1 比較邊緣性人格疾患和雙極性疾患的 *DSM* 診斷標準，就可以很快抓到這個疾病的診斷困難大概是什麼。希望問題重點很清楚：這兩種疾病症狀幾乎完全重疊；邊緣性人格疾患唯二在雙極性疾患找不到的症狀是：長期的空虛與害怕被遺棄的感受。不同的精神科醫師看到同樣的症狀很容易就會給予不同的診斷標籤。

人格疾患的核心概念在精神醫學有很複雜的歷史（我認為，短期之內還沒辦法用比較不那麼批判的態度更精確地命名這個疾病與其症狀）。這段歷史很難一言以蔽之，但很確定的一點是：邊緣性人格疾患與雙極性疾患之間的分野充滿了爭議。如果你對這個主題有興趣，可以點取連結閱讀我的短文「邊緣 vs. 雙極性」（Borderline Versus Bipolar），我在文中提供了大約三十篇重要的參考文獻，並且定期更

表 5.1　邊緣性人格與雙極性症狀

| | 邊緣性人格疾患（*DSM* 準則） | 雙極性症狀（廣義） |
|---|---|---|
| 認知 | 不穩定的自我 | 不穩定的自我 |
| | 短暫的偏執妄想 | 精神症狀，尤其是偏執妄想／誇大 |
| | 長期感到空虛 | |
| | 害怕被遺棄 | |
| 精神 | 衝動（性、物質、自我傷害） | 衝動（花錢、性、物質、危險運動） |
| 心情 | 情緒不穩 | 情緒不穩 |
| | 情緒反應度高 | 「對被拒絕過度敏感」 |
| | 週期性煩躁 | 煩躁型輕躁狂或躁狂 |
| | 易怒、強烈憤怒 | 易怒、強烈憤怒 |
| | 焦慮 | 焦慮 |
| 行為 | 自殺（約 10%） | 自殺（約 10%） |
| | 自我傷害 | 自我傷害 |

新。那篇短文主要的理論是，這兩個疾病的治療彼此互通，就算誤診了，治療也不會讓本來正確的疾病惡化，所以為什麼不乾脆放棄傷腦筋的診斷內容，直接選擇治療方式？你可以說這是種「打迷糊仗」的處理方法。當然，未來治療可能會變得比較明確，也就是說我們會需要一板一眼地正確作出診斷。但是目前我認為模糊的處理比較有道理，特別是因為這種方法避免了可能的診斷歧見，而這種歧見除了讓個案更沮喪之外沒有什麼幫助。

## 常與雙極性疾患併發的狀況

接下來的疾病與物質使用、邊緣性人格疾患不同，它們不是鑑別診斷，而且至少以它們的操作型定義來說，這些疾病都不囊括情緒症狀，所以並不是引起症狀的「其他原因」。在這一節我們要來看看那些常與雙極性疾患同時發生的狀況，這些狀況因為基本上並沒有強烈的情緒色彩，故鮮能完全解釋為何會有情緒症狀。換句話說，有時候病人不幸有兩個精神上的問題，這兩個問題彼此獨立，而且各自需要不同的治療（以醫師的話來說，這種情形有個不友善的標籤「共病」，意思是你有兩個同時發生的不同問題）。但是，通常只要將雙極性疾患的部分治療好，症狀似乎就會好轉，意味著這些症狀主要是情緒疾病的一部分（或是說情緒疾病讓症狀嚴重到產生困擾）。

雙極性症狀和下列幾乎每一種主要的精神疾病診斷都可能有併發或主從關係：

- 焦慮疾患。
- 注意力不足疾患（attention-deficit disorders, ADD）。
- 人格疾患。

- 物質使用疾患。
- 精神病。

精神病主要會和第一型雙極性疾患重疊。有人也把精神病看成是一系列的疾病，一端是精神分裂症，另一端是第一型雙極性疾患，中間則是分裂情感性疾患（schizoaffective disorder）。物質使用與邊緣性人格疾患已在前一節討論過，這兩種疾病常和雙極性疾患並存。所以剩下的就是焦慮疾患與注意力不足疾患，這兩者都常伴隨雙極性疾患發生，而且症狀重疊處很明顯。

## 焦慮疾患

接下來我不只要簡單帶過各種焦慮疾患的診斷。情感性疾患與焦慮疾患之間的重疊真的很重要，原因是：最常用來治療焦慮疾患的藥物是抗憂鬱劑；這樣的治療似乎很奇怪，不過對很多人來說偏偏很有效。但是如果焦慮是情緒光譜疾患的一部分、或者與情緒疾患重疊，也就是說如果個案同時有焦慮以及某種程度的雙極性症狀，就會產生問題了。我們必須考慮這時使用抗憂鬱劑治療焦慮會不會有惡化雙極性症狀的危險。

幸好，所有的焦慮疾患都各自有特定的心理治療方法，有時候心理治療跟藥物效果一樣好，甚至更好。然而這個觀念還不很普遍，心理治療目前也不是那麼普及。因此許多焦慮疾患症狀明顯但情緒與活力（即情緒光譜症狀）的週期循環並不明顯的個案，最後接受的就會是抗憂鬱劑治療。其實我寫這本書有個很大的原因是，許多用這種方式治療的病人，症狀一直要到了把抗憂鬱劑停掉並加上情緒穩定劑之後，才會好轉。千萬不要誤解我的意思，抗憂鬱劑仍是很好的藥物，幫助了很多人；如果你正在服用抗憂鬱劑，絕對不要因為讀了這本書就把藥停了！反之，可以跟醫師討論你從書上學到的東西。如果你有焦慮疾患症狀也有雙極性光譜的症狀，尤其是如果情緒症狀治療後焦慮疾患症狀還無法控制，那麼或許就需要尋求專業心理治療。

然而，有時焦慮只是雙極性情緒的一部分，只是在情緒疾患還沒控制好的時候看起來很焦慮。一般來說，焦慮並不被視為雙極性症狀，但是雙極性概念的創始者 Emil Kraepelin 醫師早在西元 1921 年就清楚地在雙極性疾患中界定出這個症狀。他描述了「焦慮的躁狂」（anxious mania）以及「亢奮的憂鬱」（excited depression），後者的症狀包含了明顯的躁動（如果你對於焦慮是雙極性症狀一事產生興趣，可以點擊我網頁上 Notes 頁面的連結，裡面提供最近一篇關於此議題的概論）。這裡沒有足夠空間仔細介紹每一種焦慮疾患，所以如果你想知道更多有關這些疾病的基本資料，可以到 Notes 頁面，連結到針對各疾病介紹的網站。接下來我要特別點出幾個和雙極傾向重疊的主要問題。

**社交畏懼症或社交焦慮疾患**。社交畏懼症（*DSM* 的命名）有個比較和緩有禮的說法是社交焦慮疾患，是種限定在社交場合發生的焦慮。當遠離他人，短期內也不會再跟別人接觸時，焦慮就會消失。這和其他的焦慮疾患中即使單獨一人也還是焦慮的情形，剛好相反。

某種程度的社交畏懼可能是雙極傾向的一環。有個病人曾說：「你也知道，躁狂的反面不只是憂鬱，還有缺乏自信。」想想看躁狂自大症狀的相反詞，雙極性疾患最糟的一面莫過於此：自怨自艾，總是極度否定自己的才能、魅力與價值。如果加上躁狂或輕躁狂引起的高速思考，就可能覺得自己被紛至沓來的負面想法打得暈頭轉向（這樣你該知道為何這種狀況常常跟自殺意念有關了）。好，接下來是比較輕微、程度中等的自大症狀，此時表現出來是高度自信心，信誓旦旦地保證一切順利。你可以看得出來這種自大症狀的反面感覺起來就是缺乏自信，這樣的人在社交場合中就可能變得很害羞。由此可見，雙極傾向本身可以造成社交焦慮。

不幸的是，雖然社交焦慮會隨著雙極性疾患的惡化而惡化，但即使治好了雙極性疾患，這種焦慮通常不會跟著消失。在許多人身上，社交焦慮似乎是截然不同的問題，但並不需要馬上用抗憂鬱劑治療。對社交畏懼症有一種特定的心理治療稱之為認知行為取向，在 socialanxiety.factsforhealth.org 有詳盡的介紹，另外還有一本寫得很好的手冊 *Managing Social Anxiety: A Cognitive-Behavioral Therapy Approach*（暫譯：《處理社交焦慮：認知行為治療模式》）（個案工作手冊）也值得閱讀。如果你需要這項治療，又找不到適合的治療師，就可以參考這樣的手冊，並請懂得認知行為技巧（第 12 章有進一步討論）的優秀治療師陪你一起照著書上所寫的方法治療。

**強迫症**。剛開始學習強迫症的知識時有本非常值得一讀的好書：*Brain Lock*（暫譯：《腦中的大鎖》），這本書從加州大學洛杉磯分校的教學計畫或是強迫症協會的網站 ocfoundation.org 都可以找到。有時在輕躁狂獲得控制後，類似強迫症的強迫思考會完全停止；也有些時候，即使輕躁狂已緩解，個案本來相當典型的強迫思考與相對的強迫行為（如重複檢查門鎖、洗手等等）依舊存在。通常強迫症會隨著輕躁狂的惡化而惡化。但是不管是哪種情形，精神科醫師一致同意當兩種困擾並存時，應該先治療雙極性疾患。

如果情緒已經穩定下來，強迫症狀卻還是嚴重到造成困擾、需要治療時，基本上有兩種選擇：

1. 針對強迫症的心理治療，稱為*暴露及不反應法*〔exposure and response（or ritual）prevention（ERP）〕。
2. 抗憂鬱劑。

既然後者會有使雙極性疾患不穩定的風險，因此先用 ERP 治療是合理的選擇；唯一的困難是，很難找到受過完整 ERP 治療訓練的心理治療師。這種治療方式已經有標準流程，所以你可以找位懂得認知行為治療技巧的治療師，然後採用與之前提過的社交畏懼治療法類似的方向：與治療師一同選擇好的 ERP 手冊，一起按圖索驥。

我認為，如果你有明顯的雙極傾向，那麼抗憂鬱劑必須留待不得已時，作為治療強迫症的最後一道防線。但是目前抗憂鬱劑在雙極性疾患中的用途其實還充滿了爭議。

**恐慌症**。恐慌發作指的是突如其來的強烈焦慮感受，維持二到三十分鐘後才會慢慢消失，常常會和雙極性疾患引發的焦慮期搞混；後者可以維持數小時，但通常不到一天。幸好，已經有一項大型研究和數個小型研究證實，只需要十二次療程的認知行為治療（cognitive-behavioral therapy, CBT）和藥物比起來，在治療恐慌症上短期效果相當，而長期效果更勝於藥物。這裡說的藥物指的是什麼？還是抗憂鬱劑。通常就算人們對 CBT 的治療成效好，也有 50% 的復發率；然而，服用抗憂鬱劑、恐慌發作消失六個月後逐步停藥的個案，則會有 75% 的復發率。

我的觀點是幾乎所有恐慌症的病人，不論有無雙極傾向，都應該在尚未開始用藥前先考慮心理治療。恐慌發作就像是土製水壩後頭的大湖；當水面滿到最高點時，只要一顆雨珠就會引起洪水，而一旦有少許水溢出，則大壩很快就會傾圮，所有的湖水就會馬上傾洩而下。

當一切都過去以後，人們會努力回想當時：「嘩！到底是哪一滴水害我恐慌發作？」顯然，問題不在雨珠，而在水位高低；任何會使得水漲的因素都會增加恐慌發作的機會。心理治療就是使用數種不同的技巧來降低水位。

輕躁狂常會讓水位上升，所以治療輕躁狂常會阻止恐慌發作。如果這樣還不夠，心理治療或許可以減少下次恐慌發作的頻率與強度。如果你找不到懂得這種療法的治療師，可以閱讀這本手冊 *Mastery of Your Anxiety and Panic*（暫譯：《掌控你的焦慮與恐慌》）（MAP-3，個案工作手冊，可以在亞馬遜書店 amazon.com 上買到），然後和任何懂得認知行為治療技巧的優秀心理師一同照著書進行治療。

**創傷後壓力疾患。**人類的神經系統善於學習，可是有時候學得過分地好了。只要一次威脅生命安全的經驗，就可以教會你的大腦，在未來幾年中每遇到任何和這次經驗相像的事，儘管只有一點點像，都會戰戰兢兢的。幸好，創傷後壓力疾患（post-traumatic stress disorder, PTSD）的心理治療救了很多人。這些治療方法在網站 ptsd.factsforhealth.org 都有非常好的整理介紹。

雙極性和 PTSD 會直接互相影響：也就是說，它們會令彼此的情形更加惡化。因此在治療 PTSD 的時候，穩定控制雙極性是很重要的一部分；反之亦然，只是更為艱難。醫學上，我們通常認為如果某個病有許多治療方法，就是因為這些方法中沒有一個可以達到足夠的效果，某些癌症的治療就是這樣；PTSD 也是如此，已經試過很多種不同的心理治療模式了。大多數臨床醫師都同意：處在失控的雙極性症狀漩渦裡時，就不是探索引發 PTSD 的事件記憶的好時機；這時應該使用自我控制與自我安慰的行為技巧，並在探索性心理治療之前先控制好情緒的起伏。同樣地，幾乎每一種類型的精神藥物都曾被用來治療 PTSD（除了中樞神經刺激劑之外），大部分藥物都或多或少有點幫助，特別是——又是它——抗憂鬱劑。幸好，情緒穩定劑通常也有療效。再強調一次，我的處置原則是先把其他所有的治療方法都用到極致，盡量避免使用抗憂鬱劑。

**廣泛性焦慮疾患**。這種焦慮的特色是對任何事都感到強烈擔心，因此幾乎和雙極性症狀完全重疊，當然除了情緒成分之外。表 5.2 中，右列是眾所周知的雙極性症狀；另外在中括弧裡的那兩個，則是明顯雙極性疾患的個案（不是那些在情緒光譜中間點的人）常常提起，但大家卻不那麼一致認為屬於雙極性疾患的症狀。

常用來治療廣泛性焦慮疾患（generalized anxiety disorder, GAD）的藥物包括——啊，又來了——抗憂鬱劑。然而，對於 GAD 也有特定的認知行為治療，在 *Mastery of Your Anxiety and Worry*（暫譯：《主宰你的焦慮與擔心》）（個案工作手冊）裡有指引，只不過這個治療沒有恐慌症的認知行為治療來得有效。至少當抗憂鬱劑治療 GAD 無效時，就應該考慮這些個案是否有情緒疾患，尤其如果同時有嚴重憂鬱的個案，更要強烈懷疑是否為雙極性疾患。

表 5.2　廣泛性焦慮疾患與雙極性症狀

| | 廣泛性焦慮疾患（*DSM*） | 雙極性（廣義） |
|---|---|---|
| 認知 | 擔心 | 〔漂浮不定的焦慮〕 |
| | 難以集中注意力 | 難以集中注意力 |
| 精神 | 緊張興奮 | 激動煩亂 |
| | 靜不下來，緊繃 | 靜不下來，緊繃 |
| | 容易疲累 | 極度疲累 |
| | 很難入睡或維持睡眠 | 〔嚴重失眠〕 |
| 心情 | 易怒 | 易怒 |

## 注意力不足過動症

有關注意力不足過動症（ADHD）的基本知識，請試閱注意力不足過動症之兒童與成人（Children and Adults with Attention-Deficit/Hyperactivity Disorder, CHADD）網頁 chadd.org 上的資料。雙極性疾患與注意力不足過動症重疊的地方造成兩個議題，會影響診斷與治療。

**雙極性與 ADHD 真的是不相干的狀況嗎？**底下有個令人震驚的研究結果：青春期前有廣義雙極性疾患的兒童中有 90% 會同時有 ADHD。相信這個數字之前，先注意這個研究指的是在青春期前就被診斷為雙極性疾患的兒童；如果換成了診斷為雙極性疾患的青少年，結果就會變成 30%；研究對象若是成人，比例還會更低。這樣的結果代表什麼意思？首先必須知道的是，這個研究顯示 ADHD 的症狀很常見，可是診斷兒童雙極性疾患必須看的是症狀背後實際的情形。

如何區分單純的 ADHD 和 ADHD 合併雙極性疾患？這兩種疾病有許多共通的症狀，如活力充沛、易分心、說話快等等；但是要記得，雙極性會有起伏循環的問題，所以任何會來來去去的症狀都比較像是雙極性造成的。至於雙極性疾患中的輕躁狂與自大，就不是 ADHD 的症狀了。

這些症狀表現在兒童身上是什麼樣子？我們可以肯定的說，第 2 章的診斷兩難在這裡再度出現。明顯的躁狂和正常的兒童行為之間並沒有清楚的界線，事實上，要區分這兩者可是難上加難！ Barbara Geller 醫師，也就是上述研究的主持人，指出實在很難想像孩子怎麼可能會有「導致功能損害的異常快樂」或是「病態的快樂與自大」等等情形；舉個例子，兒童不可能刷爆信用卡或是結婚四次。她的研究團隊發現四個判斷兒童輕躁狂及躁狂的最佳指標，這四個指標跟精力充沛、易分心、說話快不同，在 ADHD 的兒童身上並不常見：

1. 異常的情緒高昂。
2. 自大。
3. 思緒奔馳。
4. 睡眠需求減少。

不過她的研究報告也強調，區辨兒童是否有*異常高昂情緒*的過程很微妙，因為兒童的情緒其實本來就常常很高昂（當然這也是好事）；要確定兒童「是」或「不是」雙極性疾患，絕對比同樣的問題發生在成人身上時困難得多。同樣的，再度透過本書之前提到的光譜模式來看，會讓診斷過程順利得多。你可以利用 bpkids.org 網頁上豐富的資源以獲得更多相關資訊，包括有關兒童雙極性疾患的入門知識。

## 若有注意力不足過動症，會不會改變雙極性疾患的治療方式？

當兩種疾病同時存在時，情緒疾病專家通常都同意：「先治療雙極性疾患」，也就是說，先使用情緒穩定劑，因為有時候這類藥物就可以減輕或完全消除 ADHD 的症狀。若 ADHD 是獨立於雙極性疾患之外的臨床問題，則單用情緒穩定劑或許對 ADHD 的症狀效果不大，這時可能就需要使用中樞神經刺激劑，也就是 ADHD 的標準治療用藥。然而，很少有人對先治療雙極情緒的概念有異議，可能是因為大家都知道中樞神經刺激劑跟抗憂鬱劑一樣，或許會使雙極性疾患惡化。「使用中樞神經刺激劑可能有風險」這個理論儘管嚴肅，但仍尚待證實；所謂的風險目前還不能明確界定出來。的確，至少根據 Daniel Amen 醫師的多年臨床研究，中樞神經刺激劑或許可以修復某些與注意力不足疾患相關的腦部損傷。我聽說他們正準備發表部分研究結果，或許可以藉此回應那些懷疑論者；其他的某些情緒疾患專家對中樞神經刺激劑的擔心則不亞於抗憂鬱劑。

但是，評估有雙極傾向的病人使用刺激劑的風險時，最大的問題是在於有些醫師只是等著看會不會發生肉眼可見的明顯輕躁狂，而有些醫師則認為一定要努力去找，甚至用放大鏡看、甚至「潛水」去找，才能確定病人有沒有輕躁狂症狀。所以如果想問，中樞神經刺激劑（或抗憂鬱劑）是否會帶來輕躁狂或躁狂，我們就必須思考：要找得多仔細？尋找的程度是否會影響找到的機率？我想這應該聽起來很耳熟：醫師的尋找過程會決定其結論，這個過程的影響程度或許比病人本身的症狀還要大！

研究中樞神經刺激劑時，相關人員又是如何尋找任何輕躁狂或躁狂的蛛絲馬跡呢？最近有個出名的研究用了一個特別設計來偵測輕躁狂或躁狂症狀的量表，這個研究並沒有發現任何躁狂發作，所以作者最後的結論是中樞神經刺激劑用在雙極性疾患是安全的，至少如果同時使用情緒穩定劑時是如此。整個研究進行的過程是把輕躁狂當成是肉眼可見的症狀，或者說他們用了一個相當不敏感的評估工具。前面那一章就已經說過，現在對於輕微得多的輕躁狂，還沒有成功發展出適合的臨床測驗。

就是這樣，在有其他相似疾病的情況下要了解雙極性疾患是很複雜的。雙極性疾患可能被誤認為其他疾病、和其他疾病同時發生，或是因為治療其他疾病而惡化。雙極性疾患可以看起來像另一種病，卻對情緒穩定劑有很良好的治療反應。或者，當不穩的情緒受到相當控制後，另一種病的症狀會變得明顯可見。你得隨時打開眼界，考慮整個病程（而不是只有今天的症狀），再來衡量各種不同的解釋。不過我想現在你一定急著想知道到底要如何治療情緒光譜疾患，我希望本書的下一部分能幫助你了解有哪些治療可供選擇。

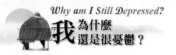

# 找到並使用正確的治療方法 | 2

PART

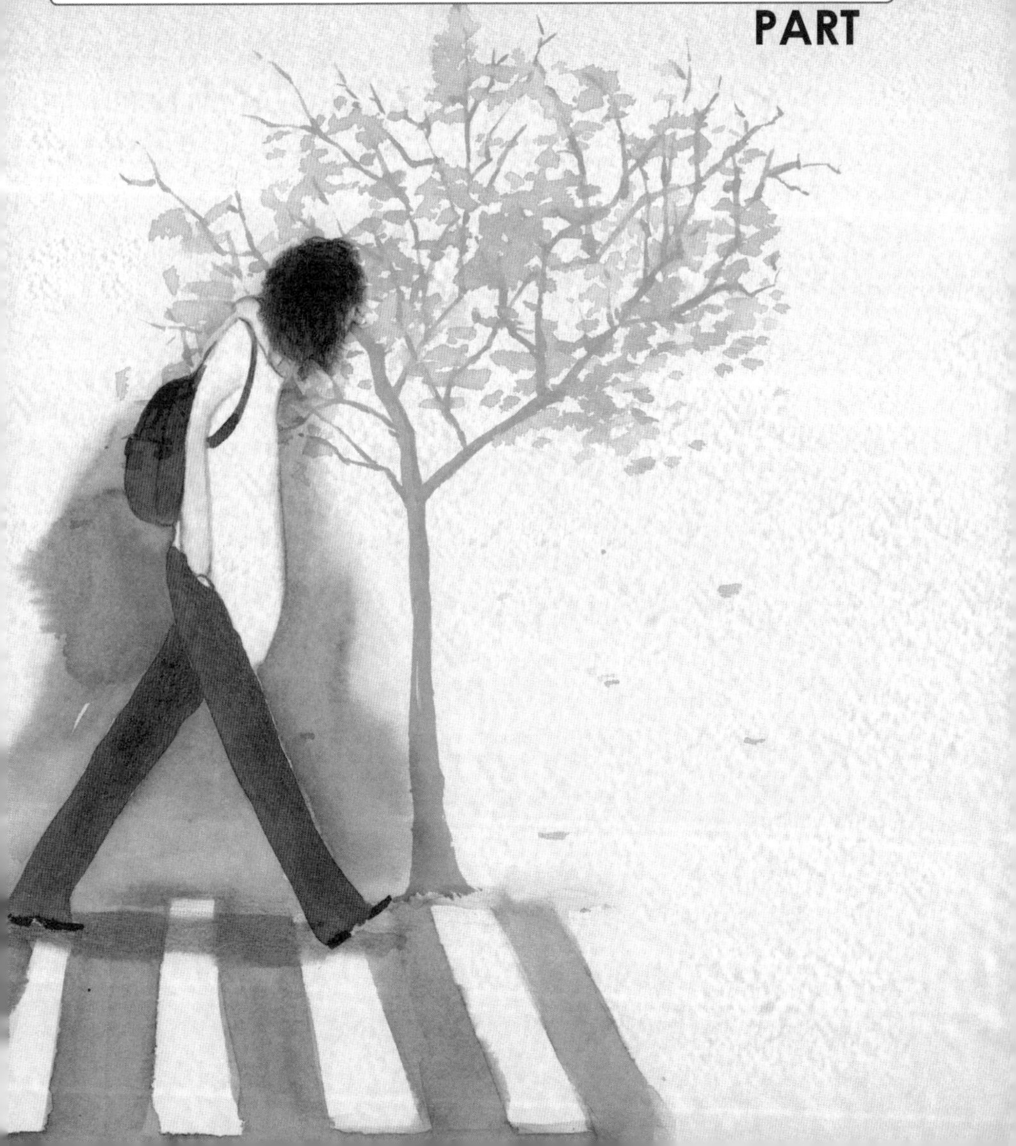

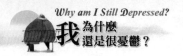

CHAPTER 6

# 獲得協助：你如何和你的醫師一起努力

你的醫師可能有許多的醫學訓練和經驗，但是對於你這件事來說，你更是一個醫學專家。對於「你」和你的症狀，你可能比你的醫師所知道的更多（或許除了當你處在輕躁狂時期的行為）。由於沒有雙極性的測驗，除了一些可以有助於告訴我們比較像或不太像的測驗，你所提供關於「你」的資訊，才是正確判斷和有效治療的關鍵。

然而，你並非直接去告訴你的醫師說你有雙極性疾患，也不是直接跟醫師說你讀過關於情緒光譜的書，並提出你自己正處在雙極性這端。很好，因為你和這個醫師的關係也是重要的，而且很重要。不管這醫師是誰，以及他或她喜歡的做法是什麼，你必須準備和這個醫師一起努力。這可能需要一點解釋，本章我們將考慮你和醫師互動的每一個向度：你需要準備什麼資訊，以及如何呈現。假如你已經有一個你喜歡的醫師，你可能不必閱讀本章，但是如果事情不是進展得很好，本章對你可能有用。假如你正在尋找一個醫師或正想要另外找一個新的醫師，那麼我希望本章能幫助你在第一次見面時就有一個好的準備〔在我的網站首頁頂端中「找到一位治療師／精神科醫師」（Finding a Therapist/Psychiatrist）的標題連結裡，你會發現一個選擇新的醫師或治療師的詳細指引〕。

讓我們預備好為你的醫師準備一些資訊，或許你曾經聽過「不要讓要做到最好成為做到不錯的敵人」，我真的喜歡這句諺語，因為它警告了人們一直在犯的事。假如事情可能不會變好，我們就會猶豫去嘗試，而最後的結果就是我們根本不去嘗試。舉運動為例：如果麥可不能一個禮拜運動五次，而這是他所認為他必須做到的，那麼他就乾脆不去運動了。真是諷刺，一週三天不是比沒有還好嗎？即使每週一天也比都沒有好啊，對嗎？

下面，你會發現自己招架不住，因而想著「這樣太多了，我做不到」。你也會看到有些具有良好組織技巧的人，他們匯集資訊寫出的理想套裝範例。但不要讓那些理想的範例妨礙你去匯集一些小資料。列出目前的服藥清單或有精神衛生問題的家庭成員名單相當有幫助。帶著這些資料到醫師的辦公室，肯定比一點也沒準備要來得好。然而，單純去到精神科醫師或治療師的辦公室，對許多人來說就是一項成就，因此如果那是你此時僅能做到的，那就這樣做。不要讓「做到最好」或是這裡所描述的理想書面資料，變成「做到不錯」的敵人，所謂的「不錯」可能僅僅就是預約好看診並且有出現。

首先，我們來看看在診斷性晤談時你可以準備哪些書面資料；然後是關於與醫師建立一個合作關係的一些想法；最後，看看如何向你的醫師展現你在治療期間所做的努力。現在我們就開始囉。

## 你的醫師需要知道關於你的哪些部分

初次看診時，你的醫師很可能會聚焦在六項標準類別：

1. 目前疾病的過去史。
2. 過去精神醫療史。
3. 過去醫療史（包括目前的用藥）。
4. 酒精和物質使用。
5. 家族史。
6. 社會史。

關於這些類別的每一項，我們將會簡短描述醫師究竟想知道些什麼，並且舉例說明你可以準備的最多資訊（根據我的估計，可能還沒有看過比這些更多的）。記住，即使只是這些資訊的一個小說明或一小部分，也仍然可能對你的醫師有所助益。

## 目前疾病的過去史

醫師或治療師會花最多的時間和注意力在你現在的症狀，但是記住第 3 章所說的十一個軟性雙極性特徵，你可能必須直接表達出這些，而不是等著被問到。只是要小心，不要聽起來好像你正試著用這些症狀為自己做診斷。記住，醫師喜歡事情在他的掌握中，要讓你的醫師下診斷，而你則是提供資訊。看看瓊安．摩頓的例子。

## 過去精神醫療史

摘記你曾經用過的藥物以及它們的效果。如果很多的話，把它們組織、整理一下，像表 6.1 瓊安．摩頓的說明一樣。

同樣地，摘記過去曾接受過的心理治療：多長的時間；治療師是誰，如果你記得的話；以及你是否覺得有幫助。

**瓊安・摩頓的病史**

主要問題：憂鬱，18 歲時第一次發作，因在大學遭受到壓力。第二次是 26 歲，持續三個月，後來憂鬱就自己好了。此後，每隔三到六個月就會憂鬱，持續一到二個月，然後就好了。在生下兒子喬伊之後有一次很糟的發作，稱之為*產後憂鬱*。據我所知從來沒有輕躁狂的狀況。我的 BSDS 分數是 8 分。

表 6.1　瓊安的藥物治療摘要

| 日期 | 藥物 | 副作用 | 附註 |
|---|---|---|---|
| 2002 | Zoloft<br>100 毫克 | 起初有點暈眩 | 大約有一年覺得很棒，然後就失效了 |
| 2003 | Celexa<br>20 毫克 | 沒有性慾 | 再次感到很棒，這次大約三個月，然後又再次無效 |
| 2003-2004 | Effexor<br>150 毫克 | 血壓上升 | 有好一點，但是焦慮和睡眠變差了 |
| 目前 | 鋰鹽<br>600 毫克 | 口乾 | 基層醫師在 Effexor 增加了鋰鹽，然後 Effexor 逐漸減量，這樣很有幫助，但是還不太夠 |
| 目前 | Seroquel<br>100 毫克 | 起初真的很嗜睡 | 對睡眠和焦慮幫助很大。目前仍試圖要弄清楚我的膽固醇有沒有持續上升 |

## 過去醫療史

寫下目前仍在治療中的所有醫療狀況，且將所有目前的用藥列出一張清單。女性必須包括上次月經的日期（這樣醫師可以知道妳現在是否有可能懷孕），男性和女性一樣必須解釋他們如何做生育控制和安全性行為，這只是要表示公平而且要幫助每一個人記住，這些並不

**瓊安・摩頓的過去醫療史**

我 41 歲時做了膽囊摘除手術。我斷斷續續會有相當嚴重的胃灼熱，當情況很壞的時候我會服用 Prilosec，那會有些幫助。我的月經週期是規則的。我有性行為，或者至少是在服用 Lexapro 之前。我們使用保險套來避孕。我最後一次血液測驗已經超過一年以上了，當時他們說一切正常。目前我的服藥狀況是：

- 早晨 Lexapro 10 毫克。
- 睡前 Prilosec 20 毫克。
- 肌肉疼痛時服用 Ibuprofen——約一個禮拜兩次。
- 為了情緒和膽固醇吃的魚油：Kirkland 品牌，每日四顆。

只是女性的責任。假如你能挖出最近一、二年的甲狀腺檢查結果，那就做吧！

## 酒精和其他物質使用

研究已顯示超過 50% 的雙極性疾患會使用酒精或其他藥物。很多患者使用酒精或大麻是為了減輕雙極性症狀的激躁不安。以我的經驗，大多數人發現直接處理雙極性疾患可以讓他們不再碰這些物質（在 11 章會有更多的介紹）。所以，不要迴避、不要低估，就是把它趕出這裡，隱藏它並沒有道理：畢竟，你正在找醫師幫忙，對嗎？醫師必須知道你正在做什麼才能幫助你。如果有必要的話，就跟醫師留下訊息：「這部分我會私下告訴你。」

## 家族史

這部分非常重要，特別是對年輕人，他不必然有時間明顯表現出輕躁狂，因此他的雙極性主要是從家族病史中顯示出來。但大多數醫師在初次晤談時只花很少時間在這方面，他們不會慢下來逐一了解你的家族圖譜。因此，你（在你家人的幫助之下，如果可能的話）可以藉由準備一份有組織的家族史，增加你的醫師所得到的資訊品質。

我知道這看起來好像有很多工作。你可能對你親戚的了解比瓊安在下面的例子中所了解的更少。記住，任何有組織的訊息都是好的，即使有一位近親是雙極性疾患的診斷也很好，你可以跳過整個項目而只告訴醫師關於這個人的狀況。但是如果沒有人有過精神疾病的診斷或治療，那就標示出在某方面有任何不尋常的任何一個人，就像下面瓊安的例子一樣。

**瓊安・摩頓的家族史**

| | | |
|---|---|---|
| 我這一代 | **兄弟傑克** | 有時會有點怪異，憑著一股衝動就跑去阿拉斯加釣魚，或是花費相當多的錢（這已經夠讓人有意見的了）；然後他可能就突然「崩潰」，變得非常愁苦，沒有活力，長達好幾個星期之久。 |
| | 姊妹 | 她表現得很好，大學畢業後就開始修博士課程，但是一直沒有拿到學位；她好像對經營她小小的釣魚嚮導生意相當愉快。沒有孩子。 |

（續下頁）

| | | |
|---|---|---|
| | 媽媽這邊的表兄弟姊妹 | 有三個。據我所知，他們全部都很好。 |
| 父母這一代 | 媽媽 | 她好像是很滿足，我從未看過她有任何大的情緒或焦慮問題。非常穩定。 |
| | **爸爸** | 就像我的兄弟傑克一樣：會因為一個想法而非常興奮，必須知道關於這個想法的所有一切，從圖書館查閱許多書，三個星期的時間都在談論它的細節。然後，噗，不再對它感到興趣。即使在精力低的階段，他還是設法一直工作（從事他自己小小的飛機生意）。 |
| | 爸爸的兄弟約翰 | 有虔誠的宗教信仰，過去經營基督教科學閱覽室好幾年，在教堂中非常活躍。從不喝酒。沒有小孩。 |
| | **爸爸的兄弟麥可** | 粗野的傢伙，城鎮裡每個人都知道他，很棒但是非常大膽的滑雪人，他做那件事使他破產兩次；然後就好像從地圖上消失了，爸爸說是成了隱士，他們現在沒有再聽到他的消息。 |
| | 媽媽的姊妹凱特 | 三個孩子的母親，那裡沒有什麼大新聞；她居住在阿拉巴馬州。無法知道更多關於她的事。似乎很好相處，我很少遇到她。 |
| 他們的父母 | 爸爸的爸爸 | 他是傳教士。他們說他在南部廣為人知。顯然他曾經在不同的三個州辦過宗教集會。他在我爸爸很年輕時就去世；沒有聽到更多關於他的事。 |
| | 爸爸的媽媽 | 她現在得了阿茲海默症，住在護理之家。據我所知，她從未有過的任何心理健康問題。 |

（續下頁）

| | | |
|---|---|---|
| | 媽媽的媽媽 | 在我出生前就去世了。基本上，據我所聽說過的，她並沒有什麼不尋常的行為或情緒。 |
| | 媽媽的爸爸 | 穩定的傢伙，一直工作到 70 歲。經常在教會擔任義工的工作。我也從來沒有聽過他有什麼不尋常。 |
| 孩子 | **我的喬伊** | 12 歲。因為他的表現不如潛能而與學校心理師見面，年復一年。他們說，他可能有注意力不足過動症（ADHD），但我們不要他吃藥。我們必須幫他非常多的忙，才能讓他按部就班地上課，但是就我們現在發展出來的系統，他還算是 OK。他看起來真的是一個很聰明的小孩，據我所知並沒有情緒的問題。 |
| | **兄弟傑克的兒子華倫** | 他已被診斷出患有注意力不足過動症，但是他老是惹麻煩。他現在 16 歲。情緒相當不穩定的小孩，但是他有時也變成一個很有魅力的人。在學校裡可能拿得到一些毒品，這件事讓他的媽媽覺得擔心。 |
| | **兄弟傑克的兒子查克** | 哇，這孩子是一個天才。他只有 12 歲，但是他彈鋼琴已經有音樂會演奏的水準了，而且他在學校創辦了科學俱樂部並且獲得該州的表揚。有時候他非常地喋喋不休。好像他總是有好心情。 |

## 社會史

這部分的例行醫療史要看的是可能會影響你診斷或治療的社會因

素。當然，這裡你可以寫下你整個自傳，因為其中可能有很大一部分確實是有所關聯。但是很顯然這個方式不太符合你正在寫的紀錄，是嗎？在實務上，大多數醫師第一次晤談時會聚焦在你社會史中的幾個特點。下面是我一開始會問的一些問題：

- 在你的成長過程中，家庭的紀律或家規是什麼？
- 過去曾經有任何的身體或性虐待嗎？（你可以讓醫師協助你描述這些情形或者提供一個簡潔的摘要。）
- 你現在和誰住？
- 現在有人對你施暴嗎？
- 你現在的日子都是怎麼過的呢（例如，經營一個家庭、做其他的工作，或去上學）？
- 你的財務狀況如何（財務上有多少壓力）？

記住，一份最小的文件，也許僅僅是一張現在用藥的清單和關於你家族史的一些摘記附註，也一定比沒有來得好。不要讓「要做到最好」成為「做到不錯」的敵人。你的醫師無疑地會感激你所提供的任

**瓊安・摩頓的社會史**

成長時期的教養相當粗暴，但是沒有遭到性虐待；只有在父親喝醉的時候才會被打，這是發生在小學的那幾年，大約一個月一次。現在不會再被打了。當丈夫喝醉的時候有時會大叫，我就悄悄地溜出去。我和我的丈夫以及兩個小孩同住，我們倆都工作。當然，我們兩個人所做的工作並不會讓我們更富有（有誰是呢？）。

何資料——只要它不是太冗長、太詳細的話。你可能可以挑戰提供像瓊安一樣長的例子，尤其是她的家族史。資料越長的話，就一定要被組織得更好，好讓你的醫師能很快地檢視並運用它。

## 和你的醫師合作的策略

你可能已經有一位很優秀的醫師，你感覺和他溝通得很好。如果如此，那真的很棒，你也可以直接跳到本章最後一節有關如何與這個醫師一起合作的那部分。儘管如此，過去幾年在 bipolarworld.net 網頁中線上回答一些來自病人的信件時，我鮮明的印象是，至少有一些、也或許是很多病人會堅守他們的精神科醫師。他們可能是在一個公立的精神衛生診所中進行治療，而且不能選擇自己的醫師，或者他們可能生活在只有少數的精神科醫師可供選擇的地區。如果你是處在這種情況之下，我希望你可以在下面找到幾個有幫助的意見。

許多醫師很自我中心（幸運的，當然我不是這樣子，為什麼，因為我在全然沒沒無聞裡十分舒適地實踐精神醫學。這本書就隨之而來了 ……）。你可能已經知道，如果你想要和你的醫師討論一些他或她尚未確認的事情，你可能會經歷一些挑戰，例如：

- 為什麼他會考慮雙極性診斷。
- 為什麼雙極性診斷並不適合你。
- 為什麼可能值得試試一種情緒穩定劑。
- 你真的不想要服用鋰鹽。
- 你想要家庭成員或其他重要他人參與晤談，以協助確保你能了解一切。

所幸，不是所有的醫師都拒絕病患提供關於診斷或治療的資料。如果你有一位真正開明的醫師，他們能控制自我需求，你就可以直接說出你心中的想法。但是，如果不是這個樣子的話，這裡有些建議給你：

- **從小處開始**。如果你沒有和這位醫師相處的經驗，或者你認為你的醫師不會喜歡你問前面所列舉的那些事情的問題的話，請你確保從小事開始。例如，試著問關於你疾病中某一個方面的更多資訊。「我很抱歉，爾蒂斯醫師，但是我不太了解服用這個藥物所要做的血液測試，你能幫助我弄清楚嗎？」
- **醫師需要感覺到有價值**。從使他們感到有價值開始。但是，當你這樣做的時候，你必須是真誠的。你必須找到你真的感激醫師已經做的某些事情，然後說，「醫師，我真的感激你……」，我們希望這樣的方式並不是不可能做到。如果它真的是不可能做到的話，你或許需要換一位醫師。或者，你也許需要看看你的症狀是否限制了你讚賞的能力，包括讚賞這位醫師。如果實際情形是那樣的話，你要找到一個比較好的醫師可能就不是那麼容易了。
- **向你的醫師保證你正要問的問題將不會花很多時間**。醫師經常感到匆忙且不堪負荷，而且他們的動作常讓人家看起來好像他們沒有很多時間（如果你知道他們一天的行事曆，你可能就非常容易理解這種狀況）。因此他們不想要去聽那些聽起來可能要花費許多時間的東西。相反的，你可以說「我只想非常快速地問一些事情，如果我需要預約一個特定的時間來聽你解說，那也可以」。
- **醫師需要覺得有主控感**。有一些很好的理由需要如此，這些理由並不完全是基於醫師的自我，例如他們不斷接到訴訟案件。你必須了解他們的需要，但在這個過程中也不需隱瞞你自己的需求。反之，藉著問問他們的意見，並且說自己並不是那麼了解，以幫助醫師覺得有主控感。

⊙ **如果你被冷落拒絕，盡你所能保持進展。**如果醫師沒聽到你所想表達的，或者告訴你說你是病人而他或她是醫師，你可以考慮說：「哦，我明白你的意思。要治療我肯定並不容易，我知道。」我們期待這只是這方面的第一次交流，而且你會再回來，然後再試試看這個話題。或許下次可以從更小的東西開始好嗎？

如果家庭成員自己學過那個疾病的知識，而且認為醫師理所當然要做診斷或治療，要他們眼看著所愛的人接受治療時能夠執行這些建議，通常是相當困難的一件事。如果你是在這個狀況下，表示你和這個醫師沒有建立好的關係，不管那關係是多緊張。在這種情況下，所有的這些步驟就更重要了，尤其是得到第二意見並非那麼容易的話（舉例來說，你負擔不起，你不能跑到二百英里遠的某處，或是你的醫師不肯聽聽第二意見，即使這個意見是來自 Emory 大學雙極性疾患門診）。在我看來，或許最重要的事是要記住，這一位醫師也是「人」啊！他或她會這麼做可能有一些很好的理由。當你繼續醫療時，或許你能透過了解那些理由而獲得一些進展。

## 和你的醫師一起努力一段時間

每次你出現的時候，你的醫師所想要的細節都一樣，例如你正在吃什麼藥物（以及什麼藥沒吃！）以及你有的任何症狀。你可以用兩種方法來準備這個資料：每次見面之前寫下一個簡短的摘要，或者在兩次見面中間不斷追蹤這些細節。

持續做追蹤有一個很大的好處：你的資料將會正確多了。若是過了一段時間再來試著回想，最突出的時期或事件將會回到你的腦中而且支配你的回憶。這當然會讓你的報告有所偏誤，因為你會忘記平凡的部分，而對戲劇性的細節更難忘懷。

持續做追蹤也有一很大的缺點：這需要花一些時間和精力。不是很多，但是如果要管理一種疾病——任何一種你不想要有的疾病——變成了另一件你必須做的事，你會寧可做其他的事物，而輕易停止追蹤這些細節。

讓我們更清楚地看看向你醫師報告細節的這兩種方法。

## 為下一次見面準備一份簡短報告

首先，這裡要說的一些背景，是關於醫師對你的資料究竟要做些什麼。在醫療照顧過程中最費時的步驟之一是寫醫療紀錄。傳統上，這包括四個部分：

1. 主觀的資料（Subjective data）——病人的所想和所感。
2. 客觀的資料（Objective data）——病人如何觀看、談話及行動。
3. 評估（Assessment）——醫師認為如何解釋這些主觀和客觀的資料。
4. 計畫（Plan）——醫師和病人對現況所做的計畫。

這個紀錄一般稱之為 SOAP 紀錄，反映出這四個部分。當然，通常醫師這四個部分都會寫。但是請你花一分鐘想一想：在主觀的資料這一部分中，醫師要寫下你所感覺到的，這是主觀的，因為它是基於你的陳述，而不是醫師的觀察（那是客觀的部分）。如果你寫下主觀的部分，你的紀錄並不會比較不正確。事實上，也許會更加正確，因為你不是依賴醫師來了解你的主觀資料，就能夠正確地寫下來。因此，有越來越多的傾向是鼓勵病人自己在其醫療紀錄的主觀資料這一個部分做好準備。在未來幾年，這可能會是一個普遍的趨勢。我的一些病人現在會根據下面所列的這些指示，在他們約診之前把這些報告用電子郵件寄給我。

## 舉例說明為下一次見面所做的準備工作

以下是你需要為下一次見面所做的準備工作的一個例子。

### 目前的用藥

列出你目前服用藥物的清單。在電腦上儲存這個部分，如此一來你每次就能從這裡開始，只要再增加任何最近的改變即可。以下是一個例子，但是如果你認為有更容易或者更好的方式，也可以試試看。

- Lithobid 300 毫克：上午一顆，下午兩顆。
- Wellbutrin 150 SR：每日兩次，每次各一顆。
- Enalapril 每日 10 毫克。
- 複合維他命：上午一顆。
- 阿斯匹靈：上午一小顆。

### 目前的症狀

1. 我通常會想要從大範圍開始看：狀況變得更糟，還是更好，或者是和上次見面時一樣呢？在 0-10 的量尺上，10 是你曾經感覺到最好的時候，而 0 是最壞的時候，那你今天落在 0-10 的哪裡呢？

（續下頁）

2. 特別是，自從最後一次見面之後，你的這些目標症狀怎麼了（藥物理當應有所幫助的那些主要問題）？

### 副作用

1. 有任何新的副作用嗎？
2. 舊的副作用有任何變化——變壞或變好嗎？
3. 體重：變重、變輕，或差不多？

### 新的目標或議題

我們是否需要調整治療的焦點，並確定新的目標症狀呢？

### 重要的生活變化或是相關的目前事件

幾乎是你想到的任何在現在或以後可能會衝擊到你心情的事情。這裡有一些例子：

- 新工作的上班時間不同。
- 離婚。
- 爸爸搬過來。
- 考慮要懷孕（總是這麼說！）。
- 戒菸或戒酒。
- 開始每天早晨散步十五分鐘。

## 做持續追蹤的一些提示

有時候要找到治療你症狀的最好方法可能需要一段時間。雖然有些人對初次嘗試的治療反應良好，但其他人可能要試過一種又一種藥物之後才能達到治療的目標：盡可能接近 100％的症狀控制，同時盡可能接近0%的副作用。如果你是那些必須服用不同藥物的病人之一，你會需要有一個關於你服用何種藥物及其療效方面的良好紀錄。醫師會保有一些紀錄，但是這些都還是很有限。如果你在追蹤的時候能保存即使是很小的一筆紀錄，之後它可能會證明對你非常有價值。你可以選擇不同的圖表系統，較難的部分是實際上的運用。

你能每天用三十秒的時間以圖表表示你的症狀嗎？說起來正好是你刷牙的時間，怎麼樣呢？如果你這樣做，接下來和醫師見面時只需把你的追蹤表給你的醫師看。你的醫師可能也有一個他或她喜歡使用的形式，或者你也可以選擇幾個網路上的版本（見 psycheducation.org/notes.htm 的 Notes 頁面，網頁會連接到大約六個不同的版本）。請記住，不要讓「要做到最好」成為「做到不錯」的敵人。如果你無法有組織地做，或者不會下載圖表，你也能買一本在一般商店就買得到的日曆。只需使用一個0到10的量尺來記錄你每天的心情：10是你曾經感到最好的，0是最壞的。大部分可下載的量尺所使用的系統也大致是像這樣。如果你有空間，你能隨時追蹤記錄你想看的其他許多事情：運動（多久、哪一類的）、易怒（量尺從0到3），或者睡眠（時數）。當你在你的日曆上塞進太滿的數字時，就轉換到一個下載或甚至是自製的心情圖表，然後讓你的生活更簡單一點。所有這些都會提供一個三十一天的圖表，讓你運用空格來追蹤心情、活力、睡眠和藥物。有些圖表也可讓你追蹤運動（像我的就是）和其他變項。我的網站上一直掛著一個電子版空白表格讓人下載使用，並有一個電腦程式（這些都可以從網路的 Notes 頁面連結）將你的數據資料放進研究計畫中（這樣，你的結果可以幫助別人——當然，你的身分會得到充分的保護），而且每個月都會用電子郵件寄一張圖表給你！

這裡有一些技巧，讓你更能持續你的追蹤紀錄。

- **使它成為例行公事**。意思就是，把圖表放在每天晚上你一定會經過的位置。我告訴病人把它放在一個夾紙板上，板子上用線綁著一枝原子筆或鉛筆；把它掛在浴室門的背面或洗臉檯上面，然後每天晚上刷牙的時候填寫圖表。
- **不必每天列出你的藥物**。只要記下變化（例如，情緒、睡眠、運動；或情緒、運動、易怒）。每天大約只要寫下三個簡單的核對符號就好了。如果你組織得好，這大概只花十五秒吧！

你只需要試試這種方法一陣子，看看你能不能堅持下去。如果你成功了，你將會有一個比你醫師所做的還要好的紀錄。你可以回頭看看現在之前的幾個月，並且明確地知道你服用什麼藥物、什麼劑量，還有你得到什麼樣的結果。這是不能騙人的。然而，除非你真的有這麼做，否則這不大可能規則地成為你醫療照顧的一部分。我必須承認，我沒有很多病人這樣做，而且他們也沒有確定要這樣做，主要是因為我不想因此帶給他們太多負擔。很多人都不希望每天都被提醒他們有需要治療的情感性精神疾病。「光是吃藥就已經夠糟的了——不要讓我想到我有什麼感覺！」不過，一些非常頂尖的大學門診已經將這種追蹤建入他們病歷保存的過程，並證明它是可以做的，同時毫無疑問它是非常地有助益。

現在，在說了這麼多的最後，讓我們把我們的焦點從診斷和醫師轉到治療這部分。

CHAPTER 7

# 從哪裡開始：選擇治療的指導方針

你對於了解治療到底是怎麼回事感到焦慮。在我們看到所有選擇之前，我們應該考慮你會如何在它們之中做選擇，決定先試哪一個，接下來又是哪一個（如果需要的話），以此類推。在這個過程中，我們會看到在現在的了解之下，某些治療如何達到效果。

你可以簡單地依循你醫師的建議。如果你對你的醫師有信心而他也相當了解你，你的醫師的建議可能是足夠的，而你就能夠跳過這一章。但是你的醫師可能會有個人的偏差，因此他的建議可能反映出個人的假設，而不是完全根據你的需要。舉例來說，我固定會和我的病人解釋我對於在雙極性疾患的患者身上使用抗憂鬱劑的觀念有強烈意見，這會影響我使用它們的判斷，所以我鼓勵病人培養他們自己對於這些議題的了解。

如果你要執行你自己對於治療選擇的評估，有很多資訊的來源，明顯地包括你的醫師；也可能是治療師，如果你有的話；還有藥物的處方說明；你的伴侶、父母或是重要他人；也或許是朋友甚至是同事；最後是透過各式各樣的管道，整體的社會傳遞各樣訊息，然而關於究竟服藥是否為一個好主意則通常會有彼此矛盾的意見。你如何知道該信任誰呢？我的建議是，*不要相信任何一個*。相反的是要堅持證據會說話。

## 尋求證據來評估要求

當你考慮一種治療方式，你會尋求兩種證據，也就是你認為是好的消息和壞的消息。首先，先找好消息：是否有理由要相信這種方式真的有效果？你要去找到證實有好處的證據。第二，尋找壞消息：你需要承擔多少風險？你要去聽到關於短期及長期的*風險*，以及那些並不是高風險、卻令人相當不愉快的副作用。

你正在評估可能性——那些當你在服用藥物或是開始治療時，藥物會出現正向或負向作用的可能性。尋求一些關於那些可能性的堅實證據，而不只是某個人這麼說而已。

下一頁的例子提出了一個重點：人們變得比較好。他們可以靠他們自己這樣做，而事情也總是如此發生。同樣的，如果你讓人們相信他們會變好，這件事本身增加了他們將會變好的可能性。這對於我們人類來說不就是件有趣的事嗎？所以你如何知道你正接受的治療不只是一個安慰劑，就像網路上可得的低劑量鋰鹽？還有如何找到關於治療的安全紀錄？讓我們在下兩小節一一來看這些因素。

### 最好的證據：隨機控制型試驗

如你所知，在服用某個東西的時候變得比較好，可能是那個東西有幫助，也可能是一個稱作*安慰劑反應*（placebo response）的冒牌貨。在一個好的研究中，有一組人服用包含一些含糖的藥丸或是*安慰*

### 尋求證據的一個例子：用網際網路

現在人們轉向網際網路來尋找健康資訊。讓我們用你的瀏覽器來看看你在尋找什麼以及為什麼這麼做。例如，你連上 Google 並鍵入「鋰鹽雙極性」的關鍵字。會發生什麼事？有 360,000 筆資料。幸運的是，一開始列出的許多筆是比較沒有偏見的資訊，會給你許多基本關於鋰鹽的觀念：那是什麼、如何使用、一些副作用（沒有關於可能性的資料，也沒有關於藥物如何幫助你的資訊）。

但是即使在這些結果的第一頁，仍有公司想要賣給你——並沒有處方箋——某種形式的鋰鹽，他們說是「100% 的安全」和「完全沒有毒性」。他們宣稱只要很小的劑量，因為他們的劑型直接作用在腦部，但其實這是一種尚未在人類試驗過的主張。他們可能是對的，但是我們並不曉得。這種劑型的研究在 1979 年左右停止，因為一個團隊發現它似乎會影響到老鼠的腎臟功能。

你可以看到對於一種健康相關的產品做一種重要的宣告有多麼容易？事實上，這個例子顯示出病人可以說任何他們想要說的話，甚至是當已存在關於這種成分的文獻已引起注意，他們仍能宣稱「100% 安全」。更甚者，那些瀏覽那網頁的人可能是非常善良也真的相信他們所說的話。事實上，他們真的有顧客在服用他們的鋰鹽期間症狀大大地進步。但沒有辦法證實是他們的鋰鹽造成這個進步，而關於長期使用的安全性也留下了一個疑問。

劑，而不是實驗藥物。在這樣的研究中，還要注意確定沒有人，甚至是直接和受試者接觸的研究者，都不知道哪些人服用真的藥物而哪些人服用含糖藥丸。這些藥丸看起來一模一樣，只有一組號碼能區分藥罐及參與者的分組。因此研究者和參與者對於誰服用哪種都是「盲」

（稱為雙盲，和單盲設計相反，後者表示研究者知道但是參與者不知道）。

服用含糖藥丸的那一組稱之為控制組（control group），因為他們提供了一組關於安慰劑效果的控制。參與者被隨機地分配到服用研究藥物或是含糖藥丸。這個研究設計稱為雙盲隨機控制型試驗（randomized controlled trial, RCT），會產生最有力的結果，因為它控制了安慰劑效果：一種藥物必須超越安慰劑的效果，才能顯示它的有效性。

若沒有 RCT，要確定藥物真的有效而不只是暗示的效果就會變得比較困難。暗示有很強的力量：例如在大部分的憂鬱症治療的研究中，安慰劑組的進步在 25% 至 30%。四分之一的人會變得較好，有時候幾乎到三分之一。不知怎麼的，只是向人們暗示所服用的藥丸對他們可能會有幫助（他們知道至少有機會得到真正的藥物），就會動員在人們心中自己變好的力量。

所以之前提到人們所販賣那昂貴、含一些鋰鹽的藥丸，很可能會聽到許多顧客提到那些藥丸多有幫助。藥丸真的有些幫助，人們的確變好了，因此販賣藥物的人們相信藥物真的有作用。當他們相信這個時，他們的藥物就變得甚至更加有效，因為隨著這些成功的報告，他們有能力讓人們相信藥丸真的有幫助。你看看什麼發生了？在這個圈圈裡的每一個人加強了每個人的信念。因此，一個沒有包含活性物質（或是幾乎沒有，像這個有昂貴鋰鹽的例子）的東西就會變成一個真正有效的治療。

這裡有一個非常重要的結論：值得注意的人類現象是，相信什麼會有效真的會使它有效。任何一個主張他的藥丸、外用藥或服劑「有效」的宣稱並沒有辦法真正知道它的確如此，除非將產品和安慰劑作比較。這就是為什麼隨機試驗是如此重要。

還有一個要做隨機試驗的原因。食品藥物管理局（FDA）並不會讓你廣告你只花百萬元就研發出來的藥物，除非你向他們展現隨機試驗的結果顯示藥物比安慰劑來得好。因應 FDA 的要求，這裡有兩種不同的 RCT：一種是由科學家所做的只是想要知道治療是不是真的有效，另一種是由藥廠為了要讓他們的產品通過 FDA 的框框所做的研究。當然，還是有一些好的科學家協助藥廠做 RCT。但是在一些例子中，研究設計被市場計畫所影響。例如一個稱作「豐富的設計」（enriched design）的安排是 RCT 一般邏輯的偏差衍生物，但也被 FDA 所接受。結論是：並不是所有 RCT 的價值都有同等地位，它們必須被小心地解讀。

## 開放型試驗

在我們繼續下去之前，還需要了解一項研究設計：開放型試驗（open trial）。這個非常常見的研究設計比起 RCT 來說是簡單而便宜得多。將開放型試驗想成初步的研究：它們能指出某些治療的方式比較值得用更精細的 RCT 方式來做研究。開放型試驗沒有安慰劑組，它只是簡單地研究是否一個藥物有任何的價值。若你瀏覽醫學文獻，會發現許多研究是屬於開放型試驗。這些結果必須小心地被解讀，因為這種結果受到醫師和病人的初始熱忱所深深影響，因而受到扭曲。這個現象造成關於新藥的一個標準笑話：「趕快用它，在它失去效果之前。」

所以現在你知道並非所有的研究都是相同的，即使 RCT 也是如此。但是若是有人告訴你「這個藥物會幫助你，吃它吧！」卻沒有 RCT 做為支持，很可能他是在賣給你不一定比安慰劑有效果的某種東西。讓我們看看這利弊之間的另一面。

## 考慮治療的風險與益處

我們剛看完需要證實藥物有作用的證據類型。要證實藥物（或是草藥、維他命）的安全性需要什麼樣的證據？這個答案就是，要證實安全性甚至是更困難的一件事。讓我們想一想：藥物可以被使用十年，但若一個問題需要十五年才會發生，我們該如何得知呢？在人們開始面對這個問題時可能還有另外五年。例如，一種用於嚴重雙極性症狀的強力藥物 olanzapine（Zyprexa）在過去多年被使用，後來我們才發現它不只在許多人身上造成體重增加（這點很快就變得相當明顯），而且還在一群人身上造成糖尿病。藥物的風險如何被知道呢？

首先來自於藥害事件報告（adverse event reports），這會呈報給食品藥物管理局，但是不容易在醫學文獻上找到。這些報告很難被解讀，因為在這背後並沒有力量去確定藥物是不是真的罪魁禍首。它們只是關於某個人服用藥物後所發生的事件報告而已。

取而代之的，醫師比較喜歡個案報告（case reports），我們可以在其中發現關於病人的描述以及發生了什麼事情。之所以會被發表出來，通常是因為在藥物和不好的結果之間有時間點上的關聯性，也就是問題的出現強烈暗示和藥物有關，而在藥物被停掉後問題就減緩。在最有力的報告中，藥物可能重新被使用而問題又出現，只有在停藥後問題才又減緩。明顯地「重新使用」的結果更令人信服，因為若是藥物造成了兩次問題，其他原因的可能性便下降了。

接下來就是個案系列（case series），在其中許多病人似乎對於藥物有相同的經驗。下一步是更大的「流行病學」研究，研究者會比較那些服用該藥物的人發生某些問題的頻率，以及從未服用該藥物的人發生那些問題的頻率。後者是一種控制組，就類似於在隨機試驗中的控制組。當這些流行病學研究以大量的個案完成研究，這個結果就會相當有力。就像在 RCT 中，未服用藥物的那一組造成了一個直接的比較，看看接觸藥物以及未接觸藥物究竟會有何影響。

最後，某些個案隨機試驗（randomized trials）也被執行去看看是否藥物真的有風險以及益處。因為風險的頻率比益處來得少，這些試驗通常需要大量的受試者以便看出藥物及安慰劑之間是否真有差異。最近發表像這類的一個研究是女性健康促進研究（Women's Health Initiative），它是在研究 Prempro（一種馬的雌激素及合成的黃體激素）的風險及利益。這個研究發現了與過去十多年一直相信的事情剛好相反的事情，Prempro 並不會降低心臟病發作的風險，反而會輕微增加心臟病發作的風險，也增加乳癌的風險。當然，這個結果對於開立 Prempro 是一項戲劇化的改變。要更確定這樣的結論則需要有後續的研究顯示出相似的結果。

因此我們在評估藥物的安全性時有兩項中心議題：

1. 確認藥物帶來風險的速度比確認藥物帶來益處的速度慢得多。
2. 藥物相關的風險越小，在差異性被評斷出來之前，服用這個藥物的人數便需要越多。

你會看到問題是這樣的：提倡者將會宣稱治療的益處很早之前就知道了，早於那些小心翼翼的使用者開始要了解其風險之前。我可以要求你再讀一次那句話嗎？因為現在我聽起來像一個要和藥草師、營養師和其他民間人士做暗中競爭的醫師。請聽我說完，再想一想。我不認為暗中競爭是我的動機。

草藥和維他命不像藥廠所製造的藥物那樣被規範。即使是後者（藥物），在多年使用後才發現風險仍算常見。最近的例子就是我寫在這一章中包括抗憂鬱劑的自殺危險性以及 Vioxx 增加心臟問題的風險。讓藥物太早上市或是讓製造商賺錢並不是 FDA 的錯。你看到了嗎？這是正反兩方證據的真正本質：益處的證據往往早於風險的證據。

與維他命及草藥比起來，至少還有考慮到藥物風險的一些監督。FDA 的藥害事件通報系統至少創造了一個中央資料庫，可以比個人執業醫師更快蒐集到風險的證據。對於草藥、維他命或其他的替代療法，就沒有這樣的資料庫。

你可能會爭論說草藥和維他命不太容易有風險，因為它們純屬天然。這或許是部分的真實。但是六十國際單位（international units, I.U.）的維他命 E 不是「天然的」（人們平均每天從食物中攝取十到十五國際單位的維他命 E），更何況是一千國際單位。所以不應該假設天然就表示「比較安全」。

還有一個例子發現，使血清素增加的抗憂鬱劑像 fluoxetine（Prozac）會增加手術後嚴重出血的比率。這些藥物被使用超過十五年了。有一些這方面的研究最遠可以追溯到五年前，而最近報告了一個流行病學的比較性研究，顯示超過一千個病人有類似經驗，這大大增加了這個風險的證據。

這個結果再一次表示，要證實風險比證實益處要花費更長的時間。除非你可以找到某些理由去認為草藥、維他命及其他替代藥物是安全的，否則你就是在承受一種未知的風險，就像你服用了一種剛被允許使用的藥物一樣。我的牙醫師說：「我不想在一堆人的最前面，也不想在一堆人的最後面，我喜歡在中間地方。」當你選擇一種藥物、草藥、維他命或任何治療時，你必須知道你在人群中的哪個位置。

### 魚油：評估風險的一個例子

為了避免讓我聽起來像個好鬥的反維他命、反草藥人士，這裡有另一個例子。魚油是 omega-3 脂肪酸的豐富來源，被研究是否有潛在的情緒穩定效果。在許多方面它可能是軟性雙極性狀況的理想選擇──如果它真的有效的話。許多隨機試驗目前看到一些益處，但是仍有一些隨機試驗並未發現益處，包括一些大型研究，所以目前要說 omega-3 脂肪酸比安慰劑來得好可能還太早。在你讀到這個的時候，不論是支持或反對的證據可能都變多了。但是我們如何知道服用大量的魚油膠囊是安全的呢？

這個例子當中，就我們的歷史來看，至少人們有一個吃魚油的習慣，有時候量很大，甚至是飲食中的主要元素。食用大量的魚是「天然的」，因此或許以膠囊的形式服用大量的魚油也屬天然。嗯嗯，又更靠近點了。至目前為止，並沒有證據證明使用魚油治療雙極性疾患會有風險。許多魚油品牌被測試是否含有汞或其他重金屬，但是因為這些金屬是帶電粒子，他們留在魚中而吸引另外的帶電粒子──就是肌肉──而不會隨魚油被提煉出來，因此目前認為魚油中不會有重金屬。

然而，重點在於要證實某個東西的安全性必須花費很多年，即使像魚油表面上這麼安全的東西也是。這就是風險證據的本質。多年後或許發現萃取過程的某種東西改變了魚油，結果可能導致腸道的腫瘤。再一次，這也要花很長很長的時間才能夠證實。

## 看看副作用

最後，為了完成我們在風險／益處比例的研究，我們來考慮你該如何看待藥物副作用：某種並不是高風險的事物，卻令人相當不愉快。再一次地，你試著建立一種機率的概念：這種不愉快的事件發生的可能性是多少？

雖然醫師基本上需要告訴你在服藥時可能會發生的不好的事情，但是他們不太會用很好的方式告訴你這些不好的事情有多常發生。1‰ 的比例對於大多數的人都不是非常有意義。但若說 2‰ 的比例是不是聽起來比較不同呢？不盡然吧？但這已經是兩倍的比例了！因此醫師最後就會用聽起比較有意義的字眼，但事實上是沒什麼意義的字眼，例如：罕見、不常見、不頻繁。

然而，有一個簡單的方式去看看副作用的可能性。FDA 要求藥商要呈現關於副作用發生頻率的資料，而這些會和一堆不怎麼有意義的東西混在一起，就在藥商所給你一張關於新藥簡介的紙張，就是產品資訊（product information, PI）單。大多數藥物的 PI 可以在網路上找到。在 PI 的中間通常有一個表格，用來比較服用藥物者和服用安慰劑者所發生副作用的頻率。

這就是我們們所需要的，當然安慰劑通常會幫助人們變得更好，也會造成副作用！在某些層面來說很可笑，但那正顯示出我們人類的運作方式。期待有驚人的力量。若研究人員告訴研究受試者「這個藥物會造成嚴重的皮膚紅疹」，那麼在安慰劑組中紅疹的比例可能會變兩倍。

當你需要某個藥物關於副作用頻率的正確數目，就拿 PI 吧。找到那個將藥物副作用和安慰劑作比較的表格，掃過那些藥物副作用明顯比服用安慰劑的人們較多的項目。這些就是常見（common）的副作用（多於 1%）。其他的是不常見的（infrequent）（少於 1%）或是罕見的（rare）（少於 1‰），通常會在表格下方顯示（注意：在研究試驗中的某個病人若產生即使是一天的副作用，那個副作用仍會被列出，即使在隔一天副作用就消失也是。所以記得，你看到的表列並沒有辦法清楚區分出哪些是會減少或消失的副作用——大多數的是屬於這一部分，以及哪些是不會消失，甚至讓人必須停藥的副作用）。

注意那些不常見或是罕見的副作用，*並沒有安慰劑的比較*。所以當你往下唸著表格，你就再一次進入了一個未知的領域：沒有安慰劑的情況下，你沒有辦法知道那些不好的反應是否真的是藥物所引起。從我們對於藥物的經驗中知道其中的一些真的是藥物所引起。如同在第 5 章所討論，當一個可能的副作用發生時，藥物應該要被認為有罪，直到停藥後才能被證明清白（但是**不要自己這樣做，記得嗎？**我再一次這樣說了）。然而，並不是所有在 PI 下方條列的副作用真的都是藥物引起，對吧？其中的一些，或許是其中的許多，是因病人而來的（負向的安慰劑效果）。

讓我們對這個關於風險及益處的討論做個結論，要提醒你的是，雙極性疾患有它自己的風險。它會破壞關係、失去工作、中斷學業，更嚴重的甚至會造成死亡。所以當你衡量藥物的風險及副作用時，這些有時候看起來很多，你必須提醒自己關於治療不足的風險。事實上，還好的是，把非藥物治療的好處放到最大可以是一個不錯的開始，這些我們在接下來的章節會談到。但是如果這樣做還是不夠，而且通常是不夠的，當你的醫師開始提到藥物的選擇時，你就得小心地比較風險。

這一章的下一小節對選擇一項治療方式提供再一個指引——我們不斷了解造成問題的最起始原因。知道一種治療是如何作用而根據這個去選擇它，這不是一件不錯的事嗎？這是精神科的夢想，多年後遙遠的目標，但是我們越來越接近這個目標。讓我們盡可能多靠近些。這可能比你想要（或能吞下去）的來得更多細節。如果你開始嗆到的話，就直接跳到本章最後吧（深呼吸、深呼吸……）。

## 什麼造成了情緒疾患？

我們現在相信，當壓力和其他因子在細胞生長及細胞萎縮之間的平衡出現問題時，就可能會造成情緒疾患。再說一次？你認為那和血清素有關吧？沒錯，那是真的，但是我們現在知道更多關於血清素作用的事情。你的腦細胞（神經元）隨時都根據你的經驗及環境做出反應而活躍地重新形塑它們自己。這個重新形塑的過程必須有一些細胞萎縮、一些細胞生長。近來關於這個過程的另一個重要部分被發現了：新的腦細胞可以形成，而變成這個重新形塑過程的一部分。腦研究者以各種不同方式發現腦部真的會產生新的細胞〔可以在我的網站「憂鬱症並不是一種道德上的弱點」（Depression Is Not a Moral Weakness）裡，看到一些驚奇的照片〕。這個故事令人興奮的部分是，這些新細胞會在腦部你需要的地方形成，特別是你有情緒問題的地方。

知道這件事是不錯的，因為這個故事的可怕部分是情緒問題會使得神經元萎縮，甚至死亡。如果這個持續夠久的時間，用研究腦部的掃描甚至可以發現，憂鬱的人整個腦部會縮小，在某些敏感區域甚至縮小 10% 至 15%。這種腦部的縮小稱為萎縮（atrophy），而造成這個結果的化學物質稱為萎縮因子。然而，有效的治療可以停止甚至可以反轉部分的萎縮。

我們知道感到情緒上很大的壓力，像是重複經驗重要失落或強烈的挫折以及無法控制的情境，將使得腦部帶有萎縮效應的化學物質增加。幸運的是，許多腦部化學物質有相反的效果。憂鬱的許多治療方法似乎透過這些好的腦部化學物質來作用，這些物質稱作營養因子（trophic factors）。

在正常細胞形狀改變的過程中，萎縮因子會透過營養因子得到平衡，因而造成你的腦只是形狀的改變，而不是整體細胞的喪失。情緒疾患，包括單極性及雙極性，似乎都會改變這個營養因子—萎縮因子的平衡。若這個平衡傾斜了，萎縮的過程稍微超過營養的過程，這就會造成腦部隨著時間萎縮，對吧？如果這個改變很小，那萎縮就比較慢；若這個改變很大，那萎縮就比較快，更多的神經元會萎縮而不會成長。

要理解抗憂鬱劑和情緒穩定劑的作用，你需要知道與細胞平衡有關的營養及萎縮因子。我們將簡單來看看這些因子，以及治療究竟是如何影響平衡。奇怪的是，許多營養及萎縮因子是在研究人員試圖了解現今的治療究竟是如何發生作用時所發現。研究人員試著藉由看一種有效的藥物，再看另外一種，去發現所有有效的治療到底是如何作用在腦部細胞，以此來理解造成情緒問題的根源。其中一個造成這些重要進展的主要研究團隊是國家精神衛生研究院（National Institutes of Mental Health, NIMH）Husseini Manji 醫師的分子生理病理學實驗室，他是位寬大又能奉獻的神經科學家，這個團隊主要在研究抗憂鬱劑如何造成神經細胞內的改變。雖然 fluoxetine（Prozac）和其他抗憂鬱劑能很快改變神經元間血清素的量這件事已經被發現多年了，但在那之後的事是最近才被發現的。為了找到答案，研究者往細胞內研究。他們發現抗憂鬱劑在這個層次如何作用呢？答案是：它們增加了營養因子。

## 營養因子

這些名字或許現在對你的意義不大，但是許多有情緒問題的人很想要盡可能知道到底在頭腦裡面發生了什麼事。許多人被鼓勵去知道研究者理解到一個人在憂鬱時到底發生了什麼事這方面的細微進展。這個理解被用來確認新藥在分子層次上的目標，可以更靠近問題的根源。在這些細節可能會有幫忙的希望之下，以下是這神經塑性（neuroplasticity）故事中的主要角色。記住，你可以找到更多的細節，包括一些可以幫助真正了解這個故事的照片，請連結我網站上「憂鬱的腦部化學」（The Brain Chemistry of Depression）。那個版本是較新的，我希望當故事演進時它也能保持改變。

**腦源性神經營養因子（brain-derived neurotrophic factor, BDNF）。** 營養（trophic）這個字來自於希臘語，意思是「餵養」。將營養因子想成細胞肥料，就像在細胞的生長水當中放入一點點神奇的養分。因此 BDNF 所做的事就像它的名字：它就像是神經細胞的肥料。抗憂鬱劑增加神經細胞中 BDNF 的量。這在一些常見的抗憂鬱劑中可以發現，目前似乎也是它們可能的作用。電痙攣治療（electroconvulsive therapy, ECT），或更嚴格地說，休克療法（shock therapy）增加了 BDNF。即使是運動也會增加 BDNF，至少在老鼠的實驗中發現如此。然而對人類還沒有直接的證據顯示會如此，這是有點弔詭的地方（在一個最近的實驗中就如預測一樣，運動和人類腦部生長有關，它真的增加了人類和老鼠的 BDNF）。然而 BDNF 不是唯一的營養因子。

**Bcl-2。** 哇，你從來沒有想過你會接觸到這麼深——學到腦部分子的號碼——對吧？這是值得知道的事，因為似乎很靠近情緒和細胞萎縮或生長故事的核心。Bcl-2 控制了通往細胞發電所——粒線體——的門。當那些門被推得太開時（透過萎縮因子，你等一下就知道），Bcl-2 可以將門關上。如果門被打得太開了，化學物質（特別是鈣離子）和液體會衝入並造成粒線體的破裂——這並不好。你需要那些粒線體來讓細胞繼續活動。失掉太多的話，細胞會萎縮；失去更多，細胞則會死亡。

**BAG-1**。再一個就好了。接著讓我們看看一些不好的傢伙。BAG-1 是令人高興的發現。一直到最近才發現，這是最早被發現的情緒分子中其中一個因為研究者知道他們在尋找什麼而找到的。直到現在，你聽到大部分關於精神問題的腦部化學都是在尋找某個其他東西或尋找某些其他原因而湊巧發現的。BAG-1 是因為 Manji 醫師和工作同仁想要尋找其他神經營養因子而發現。他們尋找的方式帶來了希望，讓更多重要的因子或許可以更快地被找到，因為他們的研究非常直接而又成功（他們的過程被描述在我的網站上）。

## 萎縮因子

萎縮，字面上是「失去成長」的意思，是由於某些因子影響了神經元維持自身的能力而造成。記住，這是一個正常的過程。但是當壓力及其他因子改變了生長及萎縮之間的平衡，使得朝向細胞死亡的方向，萎縮就會變得極端而導致腦部縮小。所以你可以在接下來的閱讀中認識它們，並注意著這個故事的發展，以下是涉入的一些分子（畢竟，我們仍在努力理解從上個世紀以來最戲劇化的醫學迷團。現在的精神科醫師就像 1900 年代在理解糖尿病這個疾病、但並不知道關於胰島素的內科醫師。在這個情緒化學故事的展開上，我們見證了醫學上的進展，雖然很緩慢）。

**皮質醇（cortisol）**。這是人類神經系統主要壓力荷爾蒙的其中一個。它不是一個壞蛋。事實上，這是一個你生命不能沒有的必需荷爾蒙。它幫助開啟了重要的身體系統，包括在壓力系統之下使肝臟去製造血糖以作為腦部的燃料。但是（這裡是困惑的另一個部分，目前正被努力研究當中），當壓力不斷持續累積，皮質醇開始會有非常負面的影響。數十年來這個分子已經被知道與情緒問題有關，但究竟皮質醇是如何從有用而變成破壞性的荷爾蒙，這是目前大量研究的主題。

**BAD**。聽起來像好萊塢進到神經科學的實驗室了，是吧？這是 Bcl-2 相關的死亡蛋白質（Bcl-2-associated death protein）的簡寫，有人可能說這夠壞了吧。結果是 Bcl-2 蛋白質有一整個家族，有些幫助細胞生長，其他的會調節細胞的死亡，這是腦部重新形塑的重要部分。它們似乎都和控制粒線體的門（毛孔）有關。若不被 Bcl-2 足夠地抗衡，BAD 會造成那些門過於打開。

**GSK-3ß**。覺得有一點被淹沒了嗎？這最後一個因子被納進來，是因為這是情緒穩定劑藉以作用的其中一個分子。GSK-3 $\beta$ 是一個酶，當它活化時會造成 BAD 的量增加。鋰鹽和 valproate（Depakote）會降低這個酶的活性。

現在我們回來看治療，因為你稍微知道了它們究竟是如何作用的。我們將會回到你如何選擇某種特定介入方式的討論，首先是看看所有可用的不同方式之角色，然後是考慮三種主要的策略。

## 處理各式雙極性疾患的一般原則

你的治療選擇是根據評估關於益處及風險的證據。通常證據都比你想的來得少。你的醫師可能會有他自己的偏見以及評估益處／風險比例的方式。確定治療選擇是在你心中形成，透過自己評估風險及益處的證據，即使你必須依靠醫師所提供的證據。畢竟，你是那個和治療師會面，或是將藥丸放到你嘴中的人。如果你仍然不確定究竟益處是不是真的贏過風險或是潛在的麻煩，你就可能會漏掉和治療師的會面或是藥物劑量，甚至完全停止。在你那樣做之前，請先和你的醫師討論！但是現在，讓我們著重在治療的基本原則，如此你就會知道如何使用各種不同的藥物或是非藥物的介入方式。

## 首先，著重在循環週期，而不是症狀

就本質而言，雙極性疾患是在情緒及能量上循環變化的問題。換句話說，雙極性疾患的人們都會有一些症狀的時期，接下來是沒有症狀或是有其他症狀的時期。當你隨著時間看著這個模式，你可以看到症狀的重複循環（一個例外是混合狀態，可以是激躁和憂鬱的混合。雖然週期可能會繼續，這只是從一個症狀的綜合到另外一個，反而覺得症狀相當連續）。這個週期通常和人類的日曆時間沒有一個清楚的關係，但有一個值得注意的例外是在女性月經週期的特別時間中症狀可能會增加，而在情緒及能量上的季節變換會和早上太陽出現及整體日光時間有關。

很少人會不同意預防症狀比起等待症狀出現再去治療它們來得好的這種常識。因此，隨著理解雙極性疾患的週期性本質，我們對於雙極性疾患的第一原則是：著重在停止週期的長期目標上。試著避免著重在治療現在的症狀，這在許多個案上會是憂鬱。相反的，目標是一開始就不要有憂鬱。

**長期維持焦點在你的目標上。**兩個方式可以幫助你維持長期的焦點。第一，尋找可以讓憂鬱不再回來、但又不會讓循環惡化的治療。並不是有很多真正的情緒穩定劑可以吻合這兩種狀況。然而，當你也考慮到非藥物治療時，有一些治療方式是可以達到這兩種要求而且也有抗憂鬱劑的效果。

以下是維持一個長期心智模式的第二種技巧。大部分病人的憂鬱期不會維持很長的時間：或許是幾週，偶爾是幾個月。如果他們可以脫離現在的情況並且將治療放在避免再次復發的狀況，他們或許可以避免使用抗憂鬱劑治療，因為它可能會有某些風險。但是你該如何在憂鬱尚未離去的時候做處理呢？幸運的是有一些選擇（之後會討論），不只能預防之後的復發，也包括治療你現在正遭遇到的狀況。很重要必須確認的是（特別是當你衡量治療的風險時），對於某些人而言，其中一個選擇是不去承擔藥物的風險而靜待憂鬱是否出現——只要有採取一些步驟來減少再次遭受憂鬱的機會就行。對於那些有非常長期憂鬱的人來說，這或許不是一個好的方式。但是如果你的一個發作通常維持幾週，或是若維持幾個月，但你已經在這個發作中兩個月了的話，你可能可以服用一種預防的藥物，好讓自己比較不會再次經歷到這個不舒服的狀況。

維持這個心智狀態的轉換並不容易，是因為憂鬱本身的特殊本質。它可以是可怕的。當人們開始想到自殺時，它甚至可以是危險的，不幸的是這很常見。你可以想像會發生什麼：一個憂鬱的人想要得到幫助，他知道有抗憂鬱劑並且想要服用。他的醫師知道抗憂鬱劑可能會造成輕躁狂或是更多的憂鬱循環，盡量想要避免使用。但是病人聽起來有一點危急。他表示自己已經想到關於自殺的事：沒有計畫，目前沒有真的想做，但是他被自己的這些想法嚇到了。他並不是要說服醫師開立抗憂鬱劑，但是他想要更清楚他是否會經歷一段艱苦的時間而且會變得更糟。如果你是醫師，你該怎麼辦？你會不會覺得你很強烈地想要開立抗憂鬱劑給這個心煩意亂的人呢？

事實上，你或許必須有很堅固的信念覺得抗憂鬱劑會讓事情變得更糟，否則你可能會選擇開立抗憂鬱劑。即使有這樣的信念，你可能會發現，為了固守你的原則，你幾乎必須忽略病人的危急。一位有名的情緒專家開玩笑地表示說，醫師要「用蠟塞住了自己的耳朵」（來自尤里西斯的故事），表示醫師應該要試著忽略病人用他們當天的症狀（symptom du jour）來尋求協助的懇求，並且將焦點放在長期目標上。當然，這個方式的問題是，病人想要被聆聽。他們正在受苦，他們想要得到幫助。你看不到醫師準備要讓步了嗎？

醫師需要一個快速的提醒和一個替代的計畫。提醒就像這樣：許多情緒專家同意盡可能避免使用抗憂鬱劑，以避免引發循環。事實上，對治療雙極性疾患的病人經驗越多，就越會避免使用抗憂鬱劑。根據一個研究顯示，雙極性疾患的特別門診中只有大約 20% 的病人在服用抗憂鬱劑，而一般精神科醫師在 80% 的雙極性疾患患者身上使用抗憂鬱劑。

幸運的是，治療憂鬱有更多的方式，不只是抗憂鬱劑。所以醫師不需要塞住他的耳朵。事實上，醫師可以非常積極地治療憂鬱，使用那些有助於治療短期問題而又不會增加長期風險的方式。這些方式總結於下一小節。

## 第二，用那些不是「抗憂鬱劑」的抗憂鬱劑

聽起來有點奇怪吧？還好這個名單並不短。這包括了一些非藥物的治療方式，以及一些以藥物介入為基礎而有低長期風險的方式——這很重要，因為大多數的人們需要長時間使用這樣的策略（多長呢？通常在這個階段我會躲避這樣的問題，只建議首先我們要聚焦在找到一項有用的治療方式。接下來我們才能討論治療需要持續多長的一段時間、有什麼樣的風險或是副作用會伴隨著發生等等。在那時候——既然我強調找到沒有副作用的治療，如果可能的話——想到要接受治療一段時間看起來或許就不會太糟，特別是如果它已經有幫助的話）。

大部分這裡顯示的策略在以下的章節會再做進一步討論，但我要你先瀏覽過一次。知道這個表格幫助許多病人和醫師看到，憂鬱可以不被忽略，也不一定總是用抗憂鬱劑來治療。表 7.1 列出一些當憂鬱症的病人服用抗憂鬱劑可能會有一些風險時我會使用的方式。

由於這個表格的開始是非藥物治療，你可能會認為這個表格看起來和抗憂鬱劑比起來無足輕重。注意，往表格下方走的方式越來越重。先看看非藥物治療的方式或許是個不錯的開始，特別是治療目標的某部分是要讓整體的風險降低。非藥物的治療幾乎不太有風險。在剩下的章節中你會找到一些所有這些方式的細節及連結。

正如你在表 7.1 所看到，有很多的方式可以嘗試。你可以將許多元素作結合。每一種方式在單獨使用時可能無效，但是當結合在一起時，它們可以對憂鬱有強大的影響。這個表格大致是從最沒有風險排列到風險最高的方式──所以你可以從頂端開始嘗試而慢慢合併各種方式，最後包括一或兩種藥物治療方式。但是記得，如果你加了任何情緒穩定劑，時間是在你這邊的──即使它並沒有特定的抗憂鬱劑效果──因為你可以預防循環回到憂鬱，而且你也會如同走出過去的發作一樣走出這次的發作。

## 第三，在蹺蹺板上溫和地施加壓力

每個人在一生中都會面對不穩定的因子，像是情緒壓力，但是大部分的人至少也會有一些穩定的因子，例如適當的睡眠、好的社交連結，或者是規則的運動。把這些因子當作是我們坐在蹺蹺板相反的兩端。在蹺蹺板的一邊是不穩定的影響：酒精、其他藥物、睡眠剝奪、無法控制的壓力、對於某些人來說包括他們的抗憂鬱劑。另一邊是穩定因子，包括規則的日常生活作息、減壓的方式例如有一份穩定的工作和收入，以及（是的，又再提一次）規律的運動。

表 7.1　不是抗憂鬱劑的抗憂鬱劑

| 非藥物治療 | 它如何治療雙極性疾患 |
|---|---|
| 運動 | 有很好的證據：難的部分是要去做（第 13 章）。 |
| 光線及睡眠 | 光照幫助幾乎 50% 情緒明顯隨季節改變的人們；對經前症候群也正在研究。睡眠的時機也很重要（第 11 章）。 |
| 魚油（omega-3 脂肪酸） | 越來越多的證據顯示這會影響情緒。最佳劑量尚未有定論。很慢才會有作用。目前沒有重金屬或其他風險的研究。 |
| 心理治療 | 許多人不喜歡這個，但是研究顯示好的治療師和抗憂鬱劑一樣對很多種憂鬱都很好。 |
| **藥物治療** | **它如何治療雙極性疾患** |
| 鋰鹽（很多種商品名） | 雖然有一些對鋰鹽的成見，但這是非常好的方式。低劑量有較少的副作用而也有很多的益處。通常用來輔佐其他藥物。有抗自殺的效果。 |
| Lamotrigine（Lamictal） | 要慢慢地增加劑量，以避免造成嚴重的皮膚疹，否則是相當有幫助的。它有很強的抗憂鬱及抑制週期的效果。花費比鋰鹽多得多。 |
| Olanzapine（Zyprexa） | 很好，很快地控制症狀，通常在幾小時或是一天內。不好的是它也會造成人們感到心智緩慢，也可能會引起糖尿病及體重增加，而且相當昂貴。 |
| Quetiapine（Seroquel） | 和 olanzapine 一樣，但是沒那麼有效，也比較不會引起糖尿病和體重增加。一開始會有嗜睡效果，也很昂貴。 |
| 其他選擇 | 一些抗躁狂的藥物至少也有一些抗憂鬱的效果，雖然比起上面提到的少了些（包括 valproate 和 risperidone）。 |

一般說來，治療雙極性疾患需要將蹺蹺板傾斜向較佳情緒穩定度的那方。除了生活方式的改變之外，許多人會使用藥丸來幫助，或許是魚油，通常是有藥性的某些東西。有些人需要的是幾種情緒穩定劑，低劑量地合併使用可以避免使用高劑量時可能會發生的副作用。但是慢慢地，所有這些要素開始會將平衡移向有較佳穩定度的方向。

因此治療是個過程，不只是和藥物有關而已。你必須檢視你的生活方式、你的社交連結、你的工作收入、甚至你吃了些什麼（因為體重加重有可能來自狀況本身，也可能來自藥物）、你何時睡覺，當然還有你做多少運動。這對在情緒光譜上各種反覆發作的情緒疾患都是真實重要的——當然包括了第一型雙極性疾患。

第三個原則沒有太重大的點。這只是個很好的醫療實務，去看看所有可能影響你的因子，並試著在負面及正面之間取得平衡。但是要注意的是這個觀點在下一個憂鬱階段來臨時究竟指出了什麼。不是要你努力改正它或讓它很快地離開，你可以視復發為要用更多的努力來停止循環。這又回到了第一個原則（聚焦在循環，而不是症狀），但是這一次是用一個大的時間架構來看待：我們看的不只是現在的發作，而是所有的發作以及它們的預防。我們想要藉著溫和地在蹺蹺板上施加壓力，使它往穩定的方向傾斜而來停止循環。

為什麼強調溫和呢？因為我們面對的是你的腦，對吧？但是（說得更溫和點）也因為我們處理的系統是用更多的改變來對改變做出反應。那正是和循環有關。如果某個東西從某個方向推撞了情緒系統，對許多人來說，這個系統會透過相對的方向推回去而來做反應。這或許是最常見的循環模式的基礎，在其中輕躁狂或躁狂發作會直接走向憂鬱階段。這就好像情緒系統對於輕躁狂或躁狂反應過度，而將之推到另一個方向而造成了憂鬱。這個同樣的邏輯也可以解釋為什麼在某些人身上，抗憂鬱劑會造成輕躁狂或躁狂，或許是推得太過而造成過度跑到了另一個方向。有些時候，對於躁狂或輕躁狂來說，當情緒穩定劑例如 valproate 加得太快時，似乎會造成類似做過頭的效果，因而造成憂鬱。因此一般來說，緩慢而小量的改變比起很快而大劑量的改變來得好（只要是安全的藥物）。

## 治療複雜情緒疾患的三個主要策略

目前在這章所提到的原則形成了我處理複雜情緒疾患的三個策略之基礎。這些策略我用了好多年，而它們幾乎變成標準程序，甚至幾乎已經是規則了。當然，對於每個病人來說，我試著保持開放的心態，並尋找為什麼這些策略可能不是好主意的原因。我的病人們知道讓他們得到好的結果是目的，不只是跟隨著這些原則！然而，這些大致上的原則很有用，我想以條列的方式讓你們看一下：

1. 依靠病人真的想要長期使用的情緒穩定劑，一般來說我們會依此工作一段時間。使用低劑量的合併方式以避免副作用。
2. 最大量地運用低風險和非藥物治療策略去處理憂鬱，盡量不使用抗憂鬱劑藥物。
3. 唯有在沒有輕躁狂或混合狀態的徵象，且其他策略不管用時才使用抗憂鬱劑。

### 策略 1：依靠情緒穩定劑

精神科醫師幾乎都接受這第一個策略，也反映在所有雙極性疾患治療的治療指引中〔有一些比較重要的在我的網站上的「情緒穩定劑」（Mood Stabilizer）網頁有簡介〕。然而，你會看到我將重點放在持續性（sustainability）上面。這表示比起你短期吃一種藥物來說要更注意這類藥物的副作用和風險。對大部分的人來說，在這個階段會考慮到的最重要的一個因子是這個治療是否會造成體重增加。雖然許多情緒穩定劑的確會這樣，仍有一些不會（有一些似乎會抑制食慾，而造成許多人的體重減輕，但這些藥物仍有其他的副作用和風險。再者，到目前為止沒有一種藥被清楚地證明做為長期的情緒穩定劑可以作用得很好）。

正如你在表 7.1 所見到，當憂鬱是主要的目標症狀時，有兩種情緒穩定劑可以考慮：鋰鹽和 lamotrigine。鋰鹽會造成體重增加，但是不像 olanzapine 這種藥物那麼常發生又那麼快速地變胖，而且它的花費也較少。它對於甲狀腺和腎臟有一些長期的風險，而且血中濃度太高的話也會有風險。

lamotrigine 在這個部分幾乎完美。它對於多數人的體重沒有影響，也有很強的抗憂鬱效果，同時也不太會引發循環週期（我認為它或許還是有一些這樣的風險，但是比起抗憂鬱劑是少得多，甚至是沒有）。它有一個嚴重的短期風險（造成嚴重皮膚問題的可能性），但若是沒發生，長期的風險就很少。然而，它比鋰鹽貴得多。

olanzapine 和 quetiapine 有很強的抗躁狂功能，也有抗憂鬱功能。長期使用來說，quetiapine 對於體重增加的困擾較少，而且造成糖尿病的風險也較低。兩者都有很強的抗焦慮效果，會幫助減慢快速的思考以及幫助人們睡眠。兩者都是相當昂貴。

其他有著較少直接抗憂鬱效果的情緒穩定劑仍然有終止週期循環的能力，對於治療情緒光譜症狀也絕對有效果。然而它們比較不是放在治療目前的憂鬱症狀，而是在長期的預防目標。這些藥物會在下一章討論。

## 策略 2：最大量地運用低風險及非藥物策略

就像指導方針第一點，這點也沒有爭議。這是一個很好的常識。那為什麼要討論呢？因為這些明顯的策略比起吞下一顆藥丸來得難！我希望我可以要求每個即將要服用抗憂鬱劑的人都能讓我看到他們已經先嘗試了一套合理的運動計畫。不幸的是，我們的社會並不認為這是一項可被接受的專業實務。但是讓我們想想，對於大部分的人來說，運動的風險都是相當低的，對於健康的年輕人來說更是零風險，又有其他健康上的好處。整體而言，比起風險來說，它有更多附帶的優點——幾乎對每個人來說都是。所以，當另一個方式有著額外的好處時，為什麼要考慮有已知風險的方式呢？那是因為我們的社會很難讓運動成為基礎例行的一件事，這就是原因（更多的原因會在 13 章討論）。

對於表 7.1 中其他的策略，支持好處大於風險的證據並不是那麼多。對於魚油來說，這是因為對於好處的證據並不是非常強力（關於風險的證據在目前仍是零）。光照治療值得嘗試，若你真的在冬天會明顯比在夏天來得糟。但是我在這裡主要是想指出運動的重要，把你推向去讀關於運動的章節——接下來就是去做！

## 策略 3：<br>在沒有輕躁狂時使用抗憂鬱劑——和在其他策略之後

以實務來說，這代表了兩件不同的事，取決於你是否已經在服用抗憂鬱劑，還是你正考慮是否要服用。我們將會輪流看看這些情況。然而，正如之前的指導方針一般，邏輯是相同的。

**目前沒有使用抗憂鬱劑**。假設你已經試過所有不是抗憂鬱劑的抗憂鬱方式，而憂鬱仍然是你主要的問題。事實上，它是你唯一的問題。你並沒有任何輕躁狂的症狀：你睡得太多，而不是不用睡覺；你的能量很低，而不是激躁；你的情緒低落，而不是易怒。此外，你也沒有週期循環，只是很憂鬱。

我的病人當中並不是很多屬於這種類型。要用盡表 7.1 中的所有選項是有點難。最常見的是，在所有的選項都試過了之後，憂鬱仍然是個問題，但同時混和了輕躁狂的徵象，例如激躁、嚴重的睡眠問題，或是易怒。即使這些都只在週期中出現短暫的時間，在我的書中，這仍然是有意義的。

當有著輕躁狂的徵象或是有週期循環時（從臨床經驗的觀點來看，目前沒有研究資料支持），加上抗憂鬱劑通常憂鬱的情況會變好，但是輕躁狂的症狀會變糟，或是週期循環會變得明顯，或者是兩者皆有。若有人認定是抗憂鬱劑造成那些變化的話，可能需要移除抗憂鬱劑的使用，以便處理輕躁狂及週期循環。

因此就我的經驗來說，若有輕躁狂或是週期循環的情況，我會先治療這個。雖然我的病人和我會討論使用抗憂鬱劑的可能益處和風險，我仍會盡量不使用抗憂鬱劑，除非我們面對的是相當單純的憂鬱，沒有一點輕躁狂的徵象。但是，當然，你還記得，要排除輕躁狂有困難，因為要確定某個東西*不在那裡*是困難的吧？就像不同的醫師會因為他們看待輕躁狂冰山有不同的見解而得出不同的診斷結論，同樣地，由於他們有著偵測輕躁狂的不同門檻，他們就會有不同的治療策略（即使他們都同意當輕躁狂存在時要避免使用抗憂鬱劑）。

若認定是單純的雙極性憂鬱，相對可以帶來能量效果的抗憂鬱劑，例如 bupropion（Wellbutrin）通常會是我的首選。這個情節在冬天很常發生，情緒因著季節而變化時便會造成冬季憂鬱。在*季節性情感疾患*（seasonal affective disorder），非常低的能量狀態是這種憂鬱的一種特徵，因此再一次，bupropion 最可能成為我使用抗憂鬱劑的首選（當然，有人會猜測當春天陽光回來的時候，便可以減少抗憂鬱劑的使用。對我來說這通常很吊詭，因為病人並不想太早停藥）。

我比較廣泛地來談。在我的實務經驗中，這項準則有許多的例外。對於許多那些病人來說，我們發現他們服用抗憂鬱劑時表現較好，大部分的人也發現當不服用抗憂鬱劑時事情會變得較糟。我還沒有讀到有任何人曾經描述我們該如何事先辨認出這些病人，好讓他們不用經過這個階段。Lori Altshuler 醫師的一項很常被引用的研究中曾提到這個議題，但人們通常忽略去注意研究設計，而這會造成許多結論上的弔詭。近來有著更佳方法設計的研究，支持要常規地、雖然是小心地來慢慢減少雙極性疾患人們所服用的抗憂鬱劑。

**已經使用抗憂鬱劑。**在轉介給我時，大部分的病人已經在服用抗憂鬱劑了，因此也被當成是單極性疾患來治療。在我開始使用情緒穩定劑時我仍讓他們服用抗憂鬱劑。如果狀況有明顯改善，我會開始減少抗憂鬱劑。再一次，這個假設是長期來說，如果持續使用抗憂鬱劑的話，更多的人可能會變得較糟而不是較好。一位情緒專家指出，目前我們*沒有*隨機試驗的證據顯示雙極性疾患的病人服用抗憂鬱劑之後長期結果會變得較好，然而我們卻有足夠的證據指出抗憂鬱劑會讓人們更糟。

然而，注意這個字*逐漸減少*。我曾聽過知名而受尊重的雙極性疾患專家 Gary Sachs 表示，如果一個病人狀況不錯的話，應該要花四個月來停止抗憂鬱劑，每個月減少 25%。如果病人的狀況不是很好，我會減少得更快，或許一個月後就停止使用。但是當我開始遵循 Sachs 醫師的建議時，我的病人似乎會變得比較好。「等一下，」你說：「你不是告訴我們抗憂鬱劑會讓人們變糟嗎？現在你卻說你要繼續使用它們*好幾個月*？」很好，就是順著這樣做。要理解這個矛盾的議題，你需要這裡更多的資訊。有一個現象稱做*抗憂鬱劑停用後躁狂*，指的是忽然停止抗憂鬱劑之後所引起的躁狂或輕躁狂症狀。我經常在病人自行停用抗憂鬱劑之後看到這個情況發生。突然停止並不好。到底要多慢才能避免這個情況並不清楚，但是你可以看到為什麼 Sachs 醫師的建議是如此明智。

做個整理，將那些不是抗憂鬱劑的抗憂鬱方法用到最大量。小心使用真的抗憂鬱劑。主要依靠情緒穩定劑，記得目標不只是治療今天的症狀，而是要去停止週期循環。下一章會更詳細地看看情緒穩定劑。

CHAPTER 8

# 情緒穩定劑：藥物治療的核心成分

你的貓費莉莎需要去看獸醫。將她放到小小貓籠中的時間到了——當然她很討厭這樣。想像你必須用一隻手來做這件事。她看到你的手從右邊來，便跑到左邊。你將手移到她的左邊，她馬上就躲到右邊。最後，你覺得很挫折，只是想去抓住她，但不論你從哪邊來，她就會跑到另一個方向。你可能可以用一隻手突然地抓住一些貓，但是大部分都需要兩隻手的幫忙。

用抗憂鬱劑來治療雙極性憂鬱就像用一隻手試著去抓小貓費莉莎一樣。可能有一次或兩次是有用的，但是一段時間過後，你會想用某種方式可以同時從她的兩邊下手。延伸一些這樣的類比，想像小貓費莉莎喜歡跑到左邊去。在這個狀況下，你可以用更明確的方式從她的左邊下手，即使右邊的控制很弱。小貓越容易受到驚嚇，你越需要用可以從兩邊下手的方式來處理。

那就是情緒穩定劑背後的一般概念：一種對情緒不穩定的治療，從兩邊將情緒推向中間部分。注意！這樣子做的時候並不是故意要將小貓壓扁！當你從兩邊好好地扶住小貓費莉莎時，是要她好好的不受改變。回到真實的生活及情緒穩定劑來說，令人驚訝的是，根據一項分析，只有一種治療符合這個定義。那就是鋰鹽：雖然鋰鹽並不完美，它並不是在兩邊都一樣有效。在這個之外，關於是否有藥物值得稱為*情緒穩定劑*這個名詞仍有一些不一致的地方。既然雙極性疾患已更被廣泛地確認及討論，藥商當然看得出這個廣大、有潛力的市場。突然之間，每種藥都想要成為情緒穩定劑。

## 檢視情緒穩定劑的名單

你該如何避免被定義所迷惑呢？再一次，一個連續光譜的觀點可以很有用。就某些角度來說，研究者必須用嚴格的分類來看待藥物：這個藥物*是*情緒穩定劑，那個藥物*不是*。但是你和你的醫師可以用光譜的方式來思考：每一種不同的治療選項都可以被放在一個連續向度來看——從純粹的抗憂鬱劑到純粹的抗躁狂劑（antimanic agents）。首先，我們會以這個觀點先看過情緒穩定劑的名單，接下來則是關於每種藥物的一些一般資訊。接下來我們會看看在各種不同的選項中做選擇的幾種方式。

然而，首先我必須警告你。在本書中，這一章可能是最過時的。在你讀到這裡之前，可能已經有新的工具或是至少對於這裡所描述的有更多的理解。這章將會帶給你一個*架構*來思考這些事情，而不只是提供關於特定藥物的細節。當你讀完本書後，可以去搜尋那些最適合你的藥物之最新資訊。

在網際網路許多藥廠的網頁上，你可以找到關於每一種藥物的基本入門，包括了它們的風險及副作用（只要在像 Google 的搜尋引擎上輸入藥物的名字）。更特定地，關於雙極性疾患的特定資訊可以在我的網站上連結到情緒穩定劑的網頁（透過連結：psycheducation.

org/notes.htm）。這些並不會提供評估你的選項所需的所有資訊。然而，只要你將前一章的指導方針放在心中，你可以用所讀到的東西來補充你醫師所教給你的東西。

## 情緒穩定劑光譜

在圖 8.1 中你會看到常在情緒穩定劑光譜中所使用的所有藥物，範圍從抗憂鬱劑到抗躁狂劑都有。這個「地圖」反映出我對這些藥物文獻的解釋，其他的精神科醫師看待這些可能有不同的想法。一旦病人比較好的時候，括號裡的那些藥物對於預防症狀復發這個部分的證據就相對地比較少，而這個部分是情緒穩定劑很重要的一個特徵（它們在這個方面並不是沒有效果，而是還沒有顯著的隨機試驗證據或是多年的臨床經驗來支持它們在長期角色上的有效性）。verapamil 只有抗躁狂的證據，沒有預防復發的證據，因此被列在最底部。在最右側

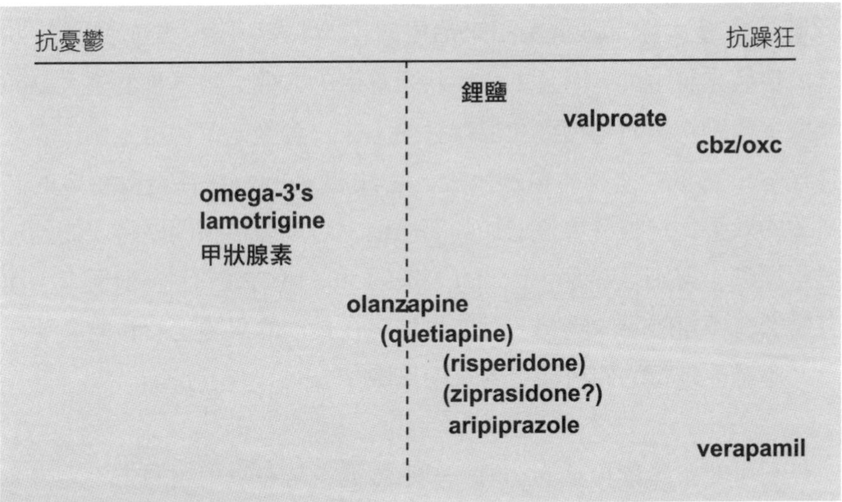


圖 8.1　情緒穩定劑光譜

是那些只有抗躁狂功能的藥物〔verapamil, carbamazepine（cbz）以及 oxcarbazepine（oxc）〕。在左側是那些抗憂鬱效果比起抗躁狂效果來得強的藥物：omega-3's、lamotrigine 及甲狀腺素。olanzapine 在兩者幾乎是平衡的，因此被呈現在中間。鋰鹽比起 valproate 有較強的抗憂鬱效果。下一個小節提供了這些選項的一般資訊。

## 原先的情緒穩定劑：鋰鹽、valproate 以及 carbamazepine

在 1990 年代後期，我們對於雙極性疾患的治療只有這三種，因此已經有十年以上臨床經驗的精神科醫師通常對於使用這些藥物都有很多經驗。直到最近，對於比較它們和其他藥物有效性的研究仍是很少，而對於 carbamazepine（cbz）來說也是一樣的狀況。某些情緒專家覺得這些藥物被使用得太少，因為所有研究的注意力及商業推銷都花費在新藥物上。

**鋰鹽**。許多人認定鋰鹽是用來治療嚴重的心智疾病。對於那些症狀處於情緒光譜中段、而且主要症狀是憂鬱的人們來說，那個讓人聯想到嚴重精神疾病的藥物實在很難吞得下去。鋰鹽是情緒穩定劑中有最良好追蹤紀錄的藥物。舉例來說，它比起 valproate 甚至有特定的防自殺的效果。它被發現會增加腦部體積，可以將情緒問題造成的萎縮過程反轉〔特別是額葉（frontal lobes）和記憶中心〕。它很便宜，而且醫師有多年的臨床經驗，目前也沒有在長期的風險上有新的發現。

不過，鋰鹽的確有顯著的長期風險：

- 它可能會影響腎臟的功能——雖然這通常在使用超過十年之後才會發生（如果你現在開始使用，我希望在那情況發生之前我們就會有較好的治療方式，而且是根據真正理解雙極性疾患的生理機轉所發展出來的方式）。

- 它可能會影響甲狀腺素的產生，而需要補充甲狀腺素（處理得當的話並沒有風險，但是仍得購買及服用另一種藥物）。
- 在高劑量下，可能會導致血中濃度過高而讓你不舒服。

另一方面，在低劑量下這是個容易使用的藥物。它可能會加強其他藥物的效果，可以被當成是輔助性藥物（adjunct，不是主線用藥，卻是你的治療中相當重要的輔助物）。它有明顯的抗憂鬱功能，雖然在一個研究當中這個好處只在高劑量時才出現。在一些最近的大型研究及舊資料的分析中，它比較好是用在抗躁狂方面。然而，聽一些國外的同事說，他們似乎覺得我們美國人是瘋子，太少用鋰鹽而多用了一些新的且較貴的代替藥物。

**valproate**。在美國的市面上是 Depakote，這個抗癲癇藥物長期被認為有情緒穩定的效果。近來兩個小型研究指出它比起之前認為的有更多的「抗憂鬱力量」（antidepressant clout）——這是它在情緒光譜圖上的位置（若沒有這個研究，大多醫師可能會將它放在和 carbamazepine 同等的位置上）。valproate 目前在某些專業的指引上仍被列為是第一選擇，但最近發現它似乎會造成女性荷爾蒙的不平衡。因為它也可能讓發展中的胎兒出現異常，如果在懷孕的前幾週使用的話，鋰鹽也可能造成這個狀況，但 valproate 更常發生，因此某些精神科醫師建議在生育年齡的女性不要使用它。然而，每種情緒穩定劑不是會造成胎兒異常，就是尚未被證實為安全，因為這些都需要花費好多年才會知道。所以要在這方面不斷地質疑某個特定的藥物（對於懷孕而患有雙極性疾患的婦女來說，verapamil 偶爾會被提到為一種可能的藥物，但是這並不列在本章，因為關於有效性的資料仍很薄弱）。

**carbamazepine（cbz）及 oxcarbazepine（oxc）**。由於具有更大的風險，另一種抗癲癇（antiseizure）藥物 carbamazepine 被視為鋰鹽及 valproate 之後的第三個選擇。這些風險包括了：

- 影響血球生成。
- 影響肝功能。
- 可能造成嚴重的皮膚反應。
- 和其他藥物的代謝有著複雜的影響。

在列舉了這樣一個名單之後，很難再去討論正向的事情，要怎麼為這些可能的風險來辯解呢？因此醫師通常是鋰鹽及 valproate 沒有作用後才選擇這個藥。雖然這些風險很可怕，但是並不常發生。不過許多人會想「我並不在乎到底有多不常發生，我只是不要那發生在我身上」。

在 carbamazepine 上加上一個氧原子就變成了 oxcarbazepine，這個相似的近親比 carbamazepine 的風險較小。但是在一開始對於這個低風險的 carbamazepine 變形感到興奮的時期過後，我發現我沒有病人單純使用 oxcarbazepine 就可以過得不錯，所以我幾乎很少再使用它了（有很多複雜的原因使得對這個藥物的研究很有限）。許多我的同事同意它的別名「淡口味的 carbamazepine」。

## 治療憂鬱效果較好的情緒穩定劑

Omega-3 脂肪酸（從魚油而來）、lamotrigine（Lamictal）及甲狀

腺素被歸在同一群是相當奇怪的分類。然而這三種都有抗憂鬱及情緒穩定的效果——雖然顯示它們有效性的證據不一。

**omega-3 脂肪酸**。最常聽到的是魚油，不論是來源或是你吞下去的形式。大多數的人們立刻會說「啐」或是各式各樣的說法，或許是想到媽媽給孩子吃鱈魚肝油的畫面或是想像到那個魚腥味。但是不論你信或不信，有一些魚油丸是無味的，甚至一些別緻的乳狀物嚐起來都很不錯，雖然它們比較貴。和其他的比較起來有一件事值得注意：它並沒有已知的健康風險。人們擔心像汞之類的重金屬，但是這些似乎都在魚肉當中而不會跑到魚油中。魚油會造成打嗝（fish burps）（有個病人對我說：「當我打嗝時，我覺得自己像海豹。」），不過隨餐服用這些藥物或是將它們放在冰箱中，會使它們釋放得較慢，也因此會在腸胃中放慢速度，似乎可以減少或降低這個不舒服。

但是它是否真的有效？目前為止證據仍很薄弱，但是在慢慢累積中。目前的資料被一些研究更加證實，顯示出吃魚較多的國家其人民比起非規律吃魚的國家之人民來說，有較低比率的雙極性疾患。

**lamotrigine**。若這個藥更便宜也更快速可以開始使用的話，它對於處在情緒光譜中間部分的一般使用是相當好。

- 它有強力的抗憂鬱效果，也可以預防週期循環（例如，它對於快速循環型是有效的治療）。
- 它不會造成體重增加，這是大多數其他情緒穩定劑會出現的一個主要問題（體重增加是一個問題，它會在本書的第 10 章專章討論）。

- 到目前為止，在經過大約十年以它作為抗癲癇藥物的經驗之後，我們知道它並沒有其他長期的風險。

不幸的是，大約每一千至三千位服藥的病人當中有一個會造成嚴重的皮膚疹，有時甚至會危急生命。我們學習到要慢慢從低劑量開始使用 lamotrigine，這樣造成皮膚疹的風險比很快增加劑量的風險來得低，不過這也表示當你很急迫的時候，這個藥物就不是一個好的策略。

**甲狀腺素。**這個在這裡做什麼呢？在這裡討論的都是一些抗憂鬱劑之類的選項呀。嗯嗯，這裡存在著複雜的關係，介於甲狀腺素及雙極性疾患之間。甲狀腺問題在有雙極性疾患的家庭中有聚集的情況。在某些甲狀腺素改變之後，有時候雙極性症狀會第一次出現，或者至少會變得嚴重到需要治療。但是甲狀腺素可以是一種治療嗎？這裡可以考慮四個理由：

1. 當甲狀腺素低的時候，人們會變得憂鬱。醫師應該要測量憂鬱患者的甲狀腺素濃度，因為這是很簡單可以治療的事。
2. 當抗憂鬱劑效果不彰時，使用甲狀腺素作為輔助治療有很長的傳統。雖然支持這項使用的資料仍然很少（另一方面，有更多資料支持鋰鹽在這方面的角色），它是治療頑固型憂鬱（treatment-resistant depression）的一種標準選擇。
3. 至少有兩個研究顯示，有正常但偏低甲狀腺素濃度（仍然在正常範圍但偏低）的人們對憂鬱的治療反應沒那麼好。這在單極性及雙極性憂鬱中都有類似的情況。

4. 高劑量甲狀腺素曾被用來治療快速循環型雙極性疾患。這在我的一些病人身上似乎有效，但是大約有兩倍的人隨著劑量增加而變成甲狀腺亢進。我對這個方式的經驗有限，部分是因為甲狀腺素並不被視為常規的情緒穩定劑。大部分在這方面的研究來自於同一個研究團隊。研究經費很有限，因為甲狀腺素多年來已經有很多商品名藥物。

## olanzapine：自成一格的穩定劑類別

在情緒穩定劑光譜正中間的是 olanzapine（Zyprexa）。除了對於躁狂及輕躁狂症狀有快速的效果（通常在一小時內），這個藥物似乎也有一些抗憂鬱的效果。本來是被研發作為傳統抗精神分裂治療的取代藥物，它在技術上被稱為*非典型抗精神病藥物*（atypical antipsychotic）。你很快會看到很多這方面的藥物。這個名字不是很適當，因為這些藥物對於雙極性疾患有很清楚的好處，即使沒有精神病症狀存在時也是一樣。在低劑量時，它們對於治療那些情緒症狀處在情緒光譜中偏*單極性*極端的病人相當有用。事實上，olanzapine 反覆地被顯示有助於*治療頑固型重鬱症*（treatment-resistant major depression）（換句話說，它可以幫助對抗憂鬱劑反應不佳的單極性憂鬱。然而，我時常在思索會有多少這些病人可能會有足夠的雙極性表現而讓他們對於抗憂鬱劑反應不佳，但是不夠被認為是雙極性疾患）。

olanzapine 也被顯示出對於預防雙極性症狀的*復發*有效——這是許多專家會認為情緒穩定劑的一個重要標準。在這一點上它甚至比 valproate 還來得好。不幸的是，它也會造成戲劇性的體重增加（在許多病人身上，幾個月內增加二十磅，甚至更多），而且它會造成糖尿病。這個問題是所有非典型的抗精神病藥物共有的，但是 olanzapine 在這點是較嚴重的。因此 olanzapine 是非常詭異的藥物：它是這麼地有效而讓醫師想要去使用它，而又因為它會帶來非常明顯的長期風險，使得大部分我的同事也知道要去避免使用它。我有一個同事表示：「我痛恨病人在急診室被使用 Zyprexa，當這些病人在下一週來看我的時候，他們覺得好多了，但是他們不曉得為什麼我會考慮將藥物換成別的！」

## quetiapine：抗憂鬱劑也是抗躁狂劑

雖然這個藥物並未有長期預防復發方面的研究（因此在圖 8.1 中用括號表示），它也像 olanzapine 一樣對於雙極性憂鬱有效果。quetiapine 比起 olanzapine 較少造成體重增加，也比較不會那麼強力地將病人推向糖尿病。它也有可以預測的副作用：大部分服用它的人一開始會很想睡，接下來白天的嗜睡會好轉，但是夜間對睡眠的改善仍會持續。有個病人在他服用 quetiapine 之後的第一次會面時告訴我，這個藥似乎有「多功能」（multitasking），因為好多不同的目標症狀都有改善：睡眠、焦慮、想太多、負面思考。我想這就是服用 quetiapine 的典型經驗，因此我時常開立這個藥物，比 olanzapine 或 risperidone 都多（其他這方面的兩個藥物 aripiprazole 及 ziprasidone 對我來說仍然很新）。但是體重增加及糖尿病的風險仍不小。用這個藥物需要小心地監測血糖及膽固醇，尤其是在它剛被開始使用時。

## 大部分是抗躁狂效果但有一些抗憂鬱效果的情緒穩定劑

在這個類別中是剩下的非典型抗精神病藥物：risperidone（Risperdal）、ziprasidone（Geodon）、aripiprazole〔「Abilify」——你

熟悉討好的（smarmy）這個字嗎？〕。這些都在競爭「情緒穩定劑」這個名詞。在這些之中，目前只有 aripiprazole 顯示出有預防症狀復發的能力（如同 olanzapine 所表現出來的）。記得這兩個特質是我們希望出現在一個真正的情緒穩定劑身上的。ziprasidone 在圖 8.1 中也被括號起來，因為目前為止只有很有限的資料顯示它除了壓制躁狂症狀之外還有其他的效果。相反的，risperidone 的作用太像抗憂鬱劑，包括引起躁狂那邊的症狀，即使當它部分控制症狀時也會，所以我從來就搞不清楚接下來該怎麼做：增加劑量或是停藥？在年紀大的病人身上用低劑量的單線用藥相當有效，而它在治療第一型雙極性疾患具有重要的角色。它只是不是我在情緒光譜上喜歡用來治療症狀的藥物。

這些藥物當中，沒有一種藥物會像我們預期在 olanzapine 身上看到的那麼快速而神奇的情緒穩定功能。另一方面，它們並不會那麼明顯造成體重增加和糖尿病，雖然它們還是會有這方面的問題（目前為止 ziprasidone 和 aripiprazole 似乎是最不會的）。目前這些藥物仍主要被視為用來穩定躁狂那端的症狀，而它們對這方面的效果不錯。許多精神科醫師將它們合併抗憂鬱劑來使用，因此創造了兩手策略。若不是因為體重增加及糖尿病的風險，我自己可能會更多使用這個方式。畢竟，在古老的日子裡，鋰鹽是治療雙極性疾患唯一的藥物，若它沒有效果的話，病人就會合併使用抗憂鬱劑及一種傳統抗精神病藥物——這也的確對許多病人有不錯的效果。現在我們並不時常使用這樣子的方式，因為傳統抗精神病藥物比起新的非典型抗精神病藥物（這些比較昂貴）來說較易讓人們自覺怪異、有服藥的感覺並且無法思考。此外，這些新的藥物比較不會造成嚴重的運動方面副作用，像是遲發性動作不能（tardive dyskinesia）。

## 如何從這些選項當中做決定

你當然注意到每種治療方式都有其缺點。當某種方式開始看起來不錯的時候，伴隨的就是壞消息。對新治療方式的研究最後會造成完全不同的處理方式，但是仍然需要花費多年才年證實它們的安全性。目前為止我們必須在都有著某些問題的選項當中做出選擇。你該如何做決定呢？

一些精神科醫師和其他的提供者視這個選擇為他們的權利，而不會尋求你的意見。有一些會允許你在做決定上有一個小小的角色。你也可以用這些選項來教你自己，而慢慢地建立更加合作的醫病關係（如第 6 章所討論的）。如果你完全參與，你該如何在所有的選項中做決定？這裡有很多種方式來做出這個決定。

### 理想：治療目前的症狀並預防週期循環

你一定想要有一種方式可以治療你目前的症狀。但是若你的其中一個選擇也可以避免未來的症狀循環的話那是最好。我希望這聽起來很熟悉。記得上一章的第一條準則：聚焦在週期循環。換句話說，你希望一旦症狀在消失之後就不會再回來，也很想讓症狀馬上走開。如果你可以找到一種藥物可以做到這兩個目標，很明顯這會是比較好的選擇，這樣就不需要之後再換另一種方式來預防復發。

比起治療現在的症狀來說，預防週期循環的能力比較難在研究設計中被呈現。想像一個研究設計需要維持多久，才能說這個藥物可以預防症狀的復發。對一個在一年中只有幾次情緒發作的人來說，研究必須持續至少一年才能看出藥物和安慰劑之間的差異。神奇的是，我們所做治療的其中一些真的被研究了這麼久，因此它們的擁護者可以這樣宣稱。目前這些包括鋰鹽、valproate（Depakote）、 olanzapine（Zyprexa）、lamotrigine（Lamictal）以及近來被研究較短期的 aripiprazole。其他的藥物目前只被研究關於治療現在的症狀。這並不表示其他的藥物沒有預防循環症狀的能力，只是代表它們並沒有在控制良好的研究上被顯示出有這個能力。

所以我們有嚴重的「證據上的不對稱」——缺少對於所有可能方法的研究。一些專家建議從上一段提到的五種藥物中的一種開始，因為它們至少有一些關於這些理想作用的證據（雖然大部分顯示只能預防一個方向的復發——憂鬱的方向或是輕躁狂或躁狂的方向）。

做選擇的另一個方式可能是去尋找最能配合你現在症狀的方式，而根據的就是在本章一開始的情緒穩定劑光譜。如果這個選擇也指向可以預防你最常有症狀的復發，你可能就找到了你最好的選項。

## 什麼是對你最重要的

在商學院通常教導學生三項最常影響顧客選擇的條件。它們在圖 8.2 中列出，且用漢堡做例子。就像你看到的，有時你可以得到這三個重要的品質中的兩個，但不會是三個全部。

情緒穩定劑以同樣的方式作用，在圖 8.3 中表現。在治療中有時你可以得到這三個想要的品質中的兩個，但不會得到三個全部。

在我的辦公室中，我保持在手上有一張情緒穩定劑最新的表單，表列出每一個選擇的正反兩面。當我拿出這個表單時，我看著我病人的臉。在我們看完整個表單時，我通常可以看出三個條件中的哪個——快速、抗憂鬱，或是不會造成體重增加——對病人的選擇有最大的影響。在美國，避免體重增加通常是一個重要的準則：因為人們可能已經過重，而為了健康的理由不能再增加更多體重，或者他們由於文化上對於瘦身的強烈崇拜而害怕增加體重。對於一些有非常嚴重症狀的人們，治療必須很快速。最後，對於處在情緒光譜中間的大多數人，憂鬱是最明顯的症狀。對他們來說，治療必須要包括明顯的抗憂鬱效果。

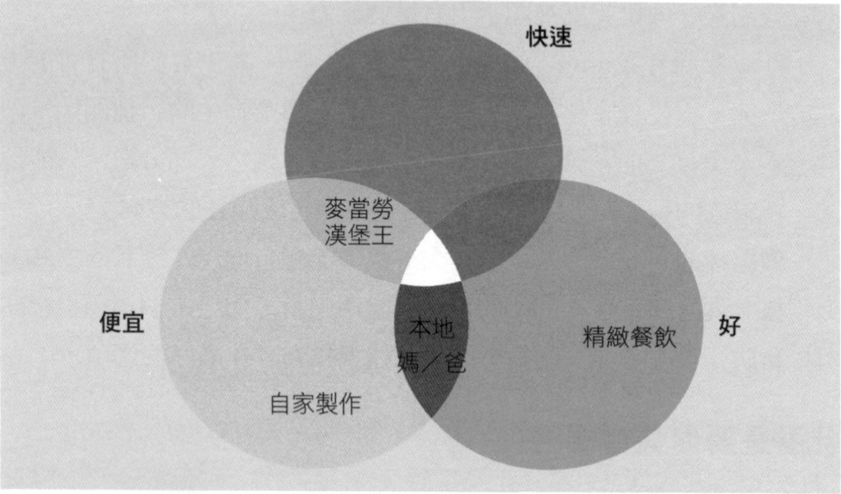


圖 8.2　買個漢堡

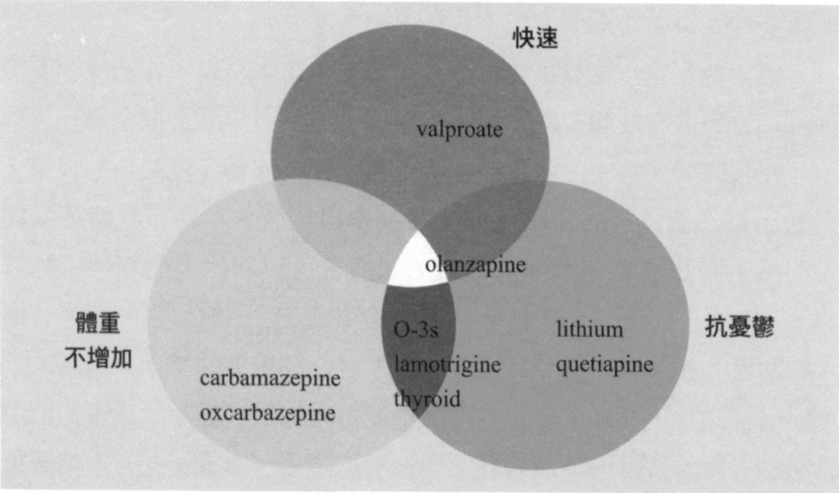


圖 8.3　選擇一種情緒穩定劑

就如你從圖上看到的，一些藥物可以提供人們想要的這三個特質中的兩個。要注意的是，我在圖表中擺放這些治療，根據的是我對目前研究及自己經驗的理解。圖表包括了那些我認為具備有接近「理想」情緒穩定劑特質的藥物：可以預防週期循環也可以治療現在的症狀。有些醫師會包含其他的非典型抗精神病藥物，我將它們列在下面：

- ziprasidone 和 carbamazepine 一起放在不會增加體重的圈圈中。
- aripiprazole 在不會增加體重的圈圈中，或是可能和 valproate 放在作用快速的圈圈中。
- risperidone 和 olanzapine 一起放在快速一抗憂鬱的類別中。

記住，這些區分根據的是我的臨床經驗，並不完全是研究資料。所以你的醫師若是用不同的方式看待這些分類，他不見得有錯！

## 獲得食品藥物管理局許可

你有時候會看到有人寫得好像應該以食品藥物管理局（FDA）的許可來引導你的選擇。畢竟，這個專業機構應該也要能看看所有的選項，然後指出具有效果良好及風險低等證據的藥物，不是嗎？嗯嗯，事實上並不是這樣。事實上那不是它運作的方式。以下是有關 FDA 許可這複雜故事的簡單介紹。

藥物不能因某個特別的目的做廣告（例如治療雙極性疾患），直到被 FDA 許可這個目的之後才行。為了要得到 FDA 的許可，必須要符合嚴格的研究方針，包括至少兩個隨機控制試驗，這在前一章已經提過。這些試驗得花上好幾百萬。所以如果廠商並不看好促銷他們產品可以賺好幾百萬元的話，他們就沒有動機去得到 FDA 的許可，因為這只會花他們的錢而看不到任何回報，特別是當這個藥的專利權即將過期或已經過期時。在專利權過了之後，其他公司可以製造許多學名藥物。如果原本的公司花了很多錢做研究以獲得 FDA 的許可，當他們的競爭者可以生產更便宜的商品名藥物時（因為他們不需要付好幾百萬來贊助研究），你可以看到這並不是一個好的商業策略。

因此，FDA 許可的藥物是那些藉由支持昂貴研究而使得生產廠商有利可圖的藥物。這些似乎都是比較新的藥物，至少也還有好幾年的專利權。因此較古老的藥物（oxcarbazepine、verapamil 及甲狀腺素）比較不易得到 FDA 的許可，因為沒有人願意付錢做研究來滿足 FDA 的要求。

基於這個過程及其他一些因素，沒有情緒穩定劑是特定針對第二型雙極性疾患而獲得 FDA 的許可。有些是被許可於一般的雙極性疾患，那是在最近十年 FDA 開始縮減它的許可之前。大部分都只被許可使用於第一型雙極性疾患的治療（這包括了大部分的非典型抗精神病藥物）。因此在談到對這些不同的雙極性變異做治療時，大部分的情緒穩定劑是屬於*標示外*（off label）使用。這個專有名詞意味著藥物沒有被 FDA 正式許可使用在這個目的，但這並不表示藥物沒有作用或是比起其他的選項帶來較多的風險。諷刺的是，那些被長期使用的藥物比起那些最近才得到 FDA 許可的藥物來說，人們對它們風險的理解來得*更多*。FDA 的許可只是告訴你這個藥物已經被*直接地*研究在這個目的上，並符合 FDA 許可的標準。就如你所見，對於指導我們選擇各種不同雙極性疾患的藥物來說，這並不是特別有用。

## 專家指引（以及藥廠的經費）

最後，你要確定你所考慮的藥物或是你的醫師提供的藥物也被專家精神科醫師所建議。在美國有三個專家意見可以考慮：

1. 美國精神醫學會（American Psychiatric Association）。
2. 專家共識指引系列（Expert Consensus Guidelines series）。
3. 德州藥物流程計畫（Texas Medication Algorithm Project, TMAP）。

這三者在我的網站上關於情緒穩定劑介紹的網頁上有簡介及連結。如果你看過這些文件，而我也鼓勵你這樣做，你將會得到另一種觀點，也會發現在本書裡面所呈現的藥物選項和那些指導方針相當一致。

這些專家意見文件是透過集合一群對情緒疾患有興趣的知名精神科醫師，將他們的意見整合出有共識的結果。你可以想像結果可能有一點政治意味，而製造情緒穩定劑的公司會想要直接或間接地影響結果。事實上，TMAP 受到一些批評，因為許多相關的醫師接受報酬（報告的報償）以及從公司得來的其他支持（補助金及顧問職位）。

然而，在最後五年幾乎大多數的情緒專家都用這種方式和藥廠產生關聯——我也是這樣。我用他們的錢來幫那些負擔不起費用的病人，以及用來撰寫我自己的網站。他們的錢當然會影響我如何描寫他們的藥物。但是我試著注意到這點，並且自己來編輯，同時想像若沒有受到公司影響的話我可能會說什麼。這有點弔詭，因為我喜歡他們其中的一些藥物，然而我不認為我喜歡這藥物是因為他們的錢——我在和他們有所關聯之前就喜歡他們的藥物。我同意你的說法，在這個階段我很明顯不處在辨別這些不同的一個好位置。這表示，聚集目前的專家這件事，意味著聚集那些和藥廠一同工作而可能會被那些關係所影響的醫師。你必須自己對於利益及風險做出評估，在其中你要比較不同的說法及其證據，這對藥廠的影響有著很重要的平衡作用。

最後，某些人可能會覺得這整本書是對這些藥物的廣告。這項批評值得聆聽。被開立情緒穩定劑及被開立抗憂鬱劑的某些人，可能事實上都可以不必使用這些藥物。事實上，某些人可能並不真的有本書所談的情緒光譜問題。他們可能有家庭問題或生活問題（一份討厭的工作或完全沒有工作），結果被解讀成憂鬱，或甚至是雙極性疾患。

但是我可以告訴你，在我精神科執業的十五年間，當人們來找我時，他們通常真的身受其苦。大部分已經試著透過他們的牧師、朋友得到協助，有時是透過運動，或甚至是藥草、自然療法、針灸等方式。或許我們該限制這裡所提到的藥物使用於那些需要的人身上，但是誰有權利做這些判斷呢？我很滿意於那些我所治療的人真正需要這些藥物，即使我仍鼓勵他們尋求非藥物的治療。他們和我都知道我們的目標是要讓他們至少回復功能，在之後或許可以讓他們少受苦一些。我真的不認為用這些藥就可以好好地治療這些擔心（雖然總有一些例外存在）。

另一個關於我們如何使用所有這些藥物的擔心是，經過嚴格的分析，它們並不會比鋰鹽來得好。不幸的是，我們並沒有做很多的研究來比較雙極性情緒光譜疾患的治療方法。有一個著名的例外是BALANCE研究，目前正在進行當中：一個比較鋰鹽與valproate對於預防躁狂及憂鬱的復發，另一個（BALANCE 2）比較lamotrigine及抗憂鬱劑對於雙極性憂鬱的效果。在美國之外的專家認為我們太快跳過鋰鹽，比較喜歡用較貴且廣告較多的替代品。對我來說，我了解在手上有這些替代方法的奢侈，也知道有機會可以跟我的病人合作來做更寬廣的選擇。

## 在使用情緒穩定劑時平衡希望及現實

這些藥物的作用真的對很多人有效。在我的實務中：

- 我的病人中大約 30% 可以達到完全或是非常接近完全的症狀控制，而沒有副作用（或是接近沒有副作用，很容易被接受）。
- 另外 25% 至 30% 會得到清楚的治療反應，但是我們仍然要做些改變——不論是因為我們試著要擺脫的副作用，或是他們並不是完全擺脫症狀。
- 另外 30%，粗略地來算，只有部分的反應，而且通常有長期看來不被接受的副作用（體重增加是其中一個主要問題）。
- 剩下的大約 5%，似乎對於任何我所嘗試的藥物都沒有反應（這通常會指向去懷疑目前診斷的正確性，以及去安排第二意見及轉介）。

這樣的反應比例和史丹利雙極性疾患基金會網絡（Stanley Foundation Bipolar Network）中大樣本的雙極性疾患患者的反應比例相似。整體而言，至少有一些進步的比例是相當高的。而就整體及長期來說，至少有 50% 到 60% 的機會可以找到一種治療方式清楚地是值得冒風險、花費時間及金錢。

你可以看到我正試著鼓舞你的希望，因為你也可以得到很好的治療效果。然而，你應該要很小心。在藥物或治療效果無效之後，那被擊碎的希望是治療的風險。如果你已經試過許多治療方式，你就會知道我在說什麼。或許是再一次，你會很心痛地發現，你認為可能會對你的生活產生重大改變的事，其實不一定會發生——特別是當你開始一個治療而感到很有希望時。另一方面，開始就抱持懷疑的態度會降低你的安慰劑反應，因為希望是治療中很神奇的一種成分。在粗略地對照過去所嘗試的治療數目之後，我通常都鼓勵謹慎的態度而非全然的懷疑。

## 你需要吃這玩意兒多久呢？

我通常一開始會迴避這個問題，只建議說我們首先要找到一種或多種明顯有效的藥物。很明顯地，若我們不能達到這個程度，這個問題其實沒有實際意義。然而，人們慢慢會開始理解到藥物可以控制症狀但無法治癒疾病，而持續的治療大部分是為了要預防復發。理解到這個就會出現最大的一個障礙：接受你的情緒疾患會是長期性的，而且意味著它可能不會離開。人們慢慢會開始理解到，在擺脫現在的症狀之後，下一個挑戰是接下來保持很好的狀態。

這個理解可以很早期也很快地發生——不論一開始我多麼有技巧地迴避。這就是為什麼我強烈地強調我們治療的目標是 100% 的症狀控制以及 0% 的副作用。一個有嚴重症狀的病人可能願意忍受一開始有顯著的嗜睡、顫抖或甚至是食慾增加。但是一旦症狀被控制，治療所帶來的負擔（包括花在治療及藥物上的時間及金錢，還有副作用）一定會變成焦點——而且是相當快速。若這些沒有被減低到一個可以忍受的程度，病人幾乎都會考慮停止治療：畢竟，症狀現在已經消失或是大幅減少，有什麼理由可以說服人們繼續忍受這些治療的負荷呢？

你可以看到為什麼我從一開始就引導著病人朝向可以長期持續的治療方式。為什麼要開始使用你將來會想要換掉的東西呢——若它真的有效的話？為什麼不開始使用那些當持續使用時有比較少問題的藥物——若也是有效的話？對於鋰鹽或 valproate（Depakote）在高劑量時有明顯副作用但在低劑量時副作用很低，有時這是指一併使用幾種低劑量、可忍受的藥物，而不是將一種藥物使用到最高劑量。過去這樣的方式被嘲解為多重藥物治療（polypharmacy）（字面上就是指多種藥物)。但是多重藥物治療目前被接受為治療雙極性疾患的變異策略，因為臨床醫師理解到：需要用他們的病人真的會持續使用的那些治療方式！

## 嘗試使用情緒穩定劑會讓事情永久地變糟嗎？

好問題。當你嘗試其中一種藥物時，你應該想想這個，以便對風險作整體的評估。目前為止，情緒穩定劑在這方面看起來比抗憂鬱劑來得好。你會在下一章看到，有一些證據顯示抗憂鬱劑可能最終讓某些雙極性患者（根據更早期的證據，或許對某些在治療早期看起來像是單極性疾患的病人）變得更糟，而這或許是永久性的。相反的，我從未聽過對情緒穩定劑有這樣的風險懷疑，除了一個例外：鋰鹽，當忽然停藥或是減得太快（在幾個星期之內而不是幾個月內)，似乎會讓某些人比那些從未服用過這些藥物的人更容易回復到原來的症狀。若我們將這證據延伸，正如我很想為了抗憂鬱的風險而這樣做的話，我們或許可以下個結論，那就是所有的情緒穩定劑應該要慢慢減量(這是從鋰鹽的經驗推衍出來的，但就我自己的知識來說，這個現象並未直接在其他的情緒穩定劑上發現)。

提醒你，任何你所嘗試的治療都有一些潛在的風險。對於那些已被使用至少多年的藥物來說，這些風險是相當廣為人知。對於較新的藥物以及未被測試的方式，例如藥草及其他替代的治療方法，要完全描述治療的所有可能風險很困難也不太可能。

副作用的風險是不同的事情。一般公認地，大多數的情緒穩定劑都有一些需要注意且令人難受的副作用。在大多數醫師的觀點中，抗憂鬱劑的副作用風險並不是那麼令人擔心。對於那些單純是單極性而沒有軟性雙極性症狀的病人來說，我同意這樣的說法。對於那些有某種程度雙極性症狀的病人，我們仍必須考慮抗憂鬱劑一些尚未定論的風險，這會在下一章討論。

CHAPTER 9

# 在考慮使用抗憂鬱劑時應該知道的事

你是否曾經想過使用抗憂鬱劑或許是個不錯的點子？大部分有輕微雙極性症狀的人都有過這個想法！還記得我們在這本書的開端所看到的輕躁狂冰山嗎？它只占症狀的 2%（如圖 2.3 所示，把混合狀態計入，就達到 6%）！憂鬱是情緒光譜的主要症狀。

我們這樣想：假如純粹的輕躁狂症狀只占生病期間的 2%，而一個雙極性疾患患者大約有 50% 的時間處在情緒症狀中，那麼輕躁狂只占了患者 1% 的時間，也就是說患者一百日內只有一日有輕躁狂情緒，亦即大約每三個月有一天。但是這個患者在這十二週內有六週的心情是處在憂鬱期！這樣我們就可以理解為什麼人們總是聚焦在憂鬱而常忽略其他情緒症狀。

這不是很嚇人嗎？這些資料勾勒出第二型雙極性疾患所經歷的狀況：在有症狀的狀態，你很憂鬱，偶爾輕躁狂症狀短暫出現一下，可能單獨出現，也可能混雜於憂鬱之中。假如你的雙極性症狀不明顯，或許只有很輕微的輕躁狂，那你或你的醫師很容易就會沒注意到它。

## 若憂鬱是主要症狀

現在來討論憂鬱是主要症狀時的治療：憂鬱常是病人來找醫師的主要原因。許多人從書報或朋友那裡知道抗憂鬱劑可以幫忙緩解憂鬱（近來製造商的廣告也有推波助瀾的效果）。因此，除非病人擁有本書介紹到此的知識，知道情緒光譜的複雜性，否則病人常常會尋求抗憂鬱劑的治療。通常病人會先找他們的基層醫師看診，但是少有基層醫師會學到情緒光譜的複雜性，因此很有可能病人就會得到抗憂鬱劑處方。這就是問題所在：抗憂鬱劑看似是個明顯、正確的選擇。

但是抗憂鬱劑有可能使雙極性疾患變糟。抗憂鬱劑可能會誘發躁狂或輕躁狂，導致混合狀態，增加病人由一種情緒狀態跳到另一種情緒狀態的頻率，或甚至如某些情緒疾患專家所相信的會惡化疾患的病程。 接著介紹抗憂鬱劑使用在雙極性疾患的爭議。

## 抗憂鬱劑的爭議

大部分抗憂鬱劑使用在雙極性疾患的爭議是關於轉變率：抗憂鬱劑用在治療憂鬱，有多高的機率會誘發出輕躁狂或躁狂症狀？換言之，抗憂鬱劑的使用有多高的機率會讓病人由憂鬱轉為躁狂？這也是美國食品藥物管理局決定對兒童使用抗憂鬱劑發出警語的部分原因，因為轉變為躁狂可能是使用抗憂鬱劑的兒童出現自傷或傷人的部分原因。但是患有雙極性變異的病人應該了解更多相關的爭議。

目前這些爭議還在熱烈討論中，所以當你讀到這裡時，可能又有值得注意的新資料或新觀點出現。我希望保持我的網頁同步刊載這些新的觀念，雖然這網頁主要是為基層醫師所編寫，內容也比我的其他網站更專業。本章在此簡介相關重要的議題。

## 爭議 1：抗憂鬱劑引起輕躁狂的機率有多高？

曾經有一段時間，抗憂鬱劑是否會引起輕躁狂還是有爭議，但是隨著越來越多的研究分析，現在幾乎一致性地認為這個答案是肯定的。現在醫師及研究人員想要問的是「這種狀況多常發生？」對一個擁有或多或少雙極性的人來說，抗憂鬱劑對他有多大的危險性？也就是說，在你覺得憂鬱然後服下抗憂鬱劑之後，有多大的可能會轉變成躁狂或輕躁狂呢？

由於諸多原因，這並不是一個容易回答的問題，也因此即使在設計良好的分析中，有關這個問題的估計，範圍分布還是很廣。一個最近、整體評論的估計約有 20% 到 40% 的雙極性疾患在服用抗憂鬱劑後經驗過躁狂或輕躁狂症狀。另有一個被廣泛引用的研究估計這種機率大約是 3%，但是這個研究的設計有瑕疵。

你可能會認為，越有雙極性（意即位於情緒光譜越右側）的人越容易在服用抗憂鬱劑之後由憂鬱轉變為躁狂。但是目前要確立關於轉變率的一個可信估計仍然很困難，也還沒有人做情緒光譜上不同點的轉變率研究。有些病人很容易轉變：只要給予極低劑量的抗憂鬱劑，他們就變成輕躁狂、情緒循環變快，或進入混合狀態。我有一個病人只要坐在她的燈箱前多一點時間，她就會變成輕躁狂，她不能服用抗憂鬱劑，不管服用劑量多低，她一定變成躁狂。這是一個大問題，因為她有週期性的冬季憂鬱合併自殺想法及行動（她因此搬往較南好幾緯度的加州！）。然而，在我的經驗中，那些服用抗憂鬱劑會轉變為躁狂的病人，並不全是偏向情緒光譜中第一型雙極性那端的病人。對於抗憂鬱劑引發輕躁狂的風險，我並不會因為病人的症狀偏向情緒光譜單極性憂鬱那端就感到放心。

另一方面，少數證據指出重複使用抗憂鬱劑會使病人更容易轉變，這也引起了我們接下來的爭議。

## 爭議 2：抗憂鬱劑會引起情緒不穩定嗎？

大部分抗憂鬱劑用在雙極性疾患的研究集中在第一個爭議，亦即轉變率。但是要記住，憂鬱才是雙極性疾患的主要症狀。憂鬱會一再回來。雙極性疾患患者很少只服用抗憂鬱劑一次療程，大部分患者會重複或持續使用這些藥物。這樣會對他們的長期病程造成怎樣的衝擊呢？我們可以隨機把病人分成兩組，一組服用一種抗憂鬱劑，另一組不用抗憂鬱劑，然後比較兩組的不同。不幸的是，我們沒有這樣隨機分配的試驗。事實上現在幾乎沒有這樣的試驗在進行，然而許多作者蒐集了其他證據取向且有關抗憂鬱劑長期風險的資料。可能的風險包括：

- 快速循環情緒發作（如同接著要討論的約翰案例）。
- 抗憂鬱劑可能會影響病人對情緒穩定劑的反應。
- 一個比較理論性的擔心是長期而言會增加情緒發作的次數。

**爭議 2a：抗憂鬱劑會引起快速循環情緒發作嗎？**快速循環情緒發作在技術上意指病人一年內有超過四次情緒發作。訝異嗎？在典型第一型雙極性疾患，病人可以好幾年沒有一次躁狂或憂鬱發作，但是在第二型雙極性疾患，特別是較複雜狀況且合併有焦慮或問題行為如酒精濫用或是過去曾遭受性創傷，循環的速度通常更快（因此我的病人嘲笑一年只有四次的觀念）。

除此之外，就像你已經知道，抗憂鬱劑會使雙極性疾患變糟。你已經知道抗憂鬱劑會引起輕躁狂或躁狂，而很多臨床觀察及一些研究資料推測抗憂鬱劑也會引發循環加速，意即比起不用抗憂鬱劑治療的狀況，有更多情緒發作次數。換言之，抗憂鬱劑看來可以使病人轉變成更快速循環的模式，猶如約翰在圖 9.1 中所發生的狀況。圖 9.1 中的量尺是我們醫師常用來快速估計一個人最近好不好的一個方式。我們醫師會問「在一個從 1 到 10 的量尺上，1 代表你曾有過最糟糕的感覺，而 10 代表你曾有過最好的感覺，你今天感覺是幾分？」大部分從未有情緒症狀的人此時會回答：「嗯，我想，大約是 5 或 6。」因此情緒範圍的中點大約是 5，如圖上直線所示。

你可以看見，約翰使用抗憂鬱劑之前有重複的憂鬱發作（合併有短暫輕躁狂發作出現在憂鬱發作之前——很常見的模式）。使用抗憂鬱劑之後，起初約翰不再如以往憂鬱，但是最終他又開始經驗到完全的憂鬱發作——只是*更頻繁*。假如你是醫師，見到像這樣服用抗憂鬱劑之後的病情變化，你可能會懷疑抗憂鬱劑引起了情緒*循環加速*。

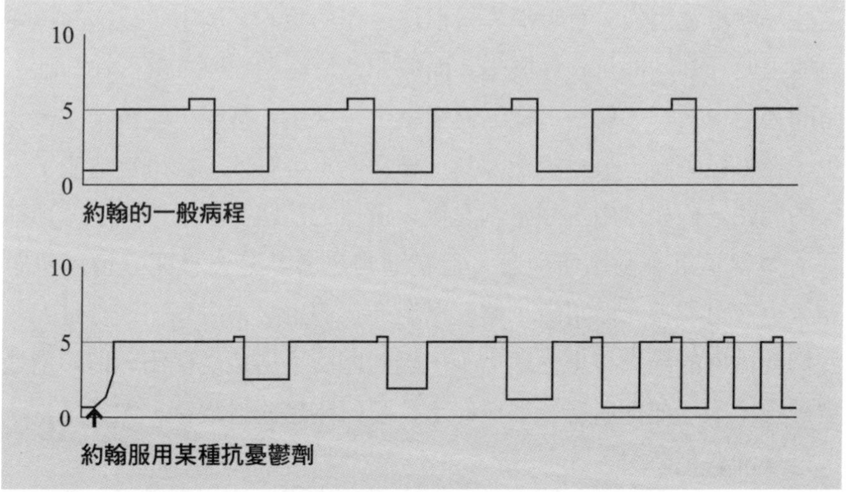


圖 9.1　抗憂鬱劑引發的快速循環

在我的經驗裡，這種現象很常見。然而，許多因素可能扭曲了這樣的觀察：

- 我個人的信念（造成我看出或記得那些服用抗憂鬱劑之後情緒循環加快的病人）。
- 我特別的病人組成可能包括比較多容易出現這種現象的病人，而在比較一般的精神科病人群中，這種現象可能比較不常見。
- 除了抗憂鬱劑之外，我病人群中的其他因素造成了情緒循環加速（例如，他們因為開始感到好多了，就回到他們的一些老習慣，可能就熬夜晚睡，或是喝更多的酒，如 11 章所述）。

因此，要從這樣的觀察來建立一個絕對的因果關係是相當困難的事。

當然，抗憂鬱劑通常會使憂鬱期變得較不嚴重，至少在一開始是這樣。如你所見，約翰就有這樣經驗，他使用抗憂鬱劑之後，很快就走出他的憂鬱，而且他接下來的數個發作並不如以往嚴重。然而，這些好處常會消失，有時消失得很快。在約翰的案例中，這樣的轉變可能只要三到六個月就會發生，而假如他情緒循環原本就很快的話，時間甚至會更短。偶爾這樣的轉變發生得很慢，甚至可能數年才會發生，在那種時候，很難說是因為抗憂鬱劑不再有效，或是它造成了這樣的問題。假如停用抗憂鬱劑之後，這樣的情緒循環就停止了，那樣很清楚就是抗憂鬱劑所引起。但是通常患者此時會被開立情緒穩定劑，也有可能因此而阻斷了情緒循環。我們也必須去想，是否是因為我們要治療的疾患後來變嚴重了，因此即使不用抗憂鬱劑，情緒還是會那樣循環。如你所見，很難確定抗憂鬱劑是罪魁禍首，尤其是當狀況是逐漸惡化時。

許多研究者注意到快速循環比起數十年前更常見。或許過去是我們沒注意，因為那時的雙極性疾患指的是現在的第一型雙極性疾患（典型的躁鬱症）。但是有些情緒專家質疑是否因為使用抗憂鬱劑、注意力不足疾患接受刺激劑治療，或是兩者加起來而造成比較高比例的快速循環。我們有任何直接證據來證明抗憂鬱劑會增加快速循環嗎？有一個常被引用的研究是由國家精神衛生研究院在數年前所執行，這個研究並不是理想的隨機試驗，但是已經很接近。雖然只有一些病人進入這研究，不過觀察情緒循環速度達好幾個月，而這正是我們長期觀察抗憂鬱劑效應所需要的適當時間長短。病人被開立抗憂鬱劑，然後不用，接著又使用抗憂鬱劑，然後研究者觀察其情緒發作的頻率。結果這些病人的情緒循環速度上升，然後下降，接著又上升，就如同原先預期抗憂鬱劑會加快情緒循環的結果，而且一般而言，很少精神科醫師會懷疑是抗憂鬱劑造成這樣的結果。

治療快速循環的一個非常標準的建議是逐漸減少抗憂鬱劑。在我的臨床經驗中，這個策略一直是個非常有效的方法，並且已經在我的醫療中成為一個常規的建議。我遇到相當多病人很費力地要讓他們的雙極性症狀獲得控制，而他們在使用情緒穩定劑的全部時間裡都合併使用某種抗憂鬱劑。至少這給我一個全新的策略去嘗試。抗憂鬱劑與快速循環有關聯的這種假定引導我們到下一個爭議。我在這裡的觀點很強烈且非常不尋常。任何一個人對一個觀點有這麼大的熱情都應該被質疑，所以也別對我例外。試著從別的管道來檢視這些論點，特別接下來的段落。

**爭議 2b：抗憂鬱劑會造成憂鬱嗎？**假如你看了約翰的例子，而且可以暫時接受抗憂鬱劑會加速情緒循環的觀念，那麼在邏輯分析它們在雙極性疾患的效應方面，你已經準備好接下來的一小步。在這裡小心地與我一起思考，因為這對了解接下來的原則非常重要。這裡是關鍵的一步。假如抗憂鬱劑真的加速情緒循環，因此病人們有比以往更多的情緒循環，然後他們也將有更多的症狀。諷刺的是，這也包括了憂鬱症狀。這些病人可能因此比他們開始用抗憂鬱劑之前出現更多憂鬱期，也因此有更多的日子處在憂鬱狀態。你可以在約翰的例子裡看到這種模式，這是我從許多病人的經驗中所得來的了解。

從這個時候開始，約翰的抗憂鬱劑就不再有幫助，而且還可能讓事情依此模式而惡化。你可能會想到停用抗憂鬱劑或許是一個好主意，但是你應該不會這樣對待你的抗憂鬱劑，你會嗎？天啊！當然不會，你會先跟你的醫師討論，這樣他就有機會告訴你說，以你的狀況來說這樣做並不是一個好主意，還有這樣做可能會冒多大的風險。或者你的醫師可能同意這麼做，然後建議你如何慢慢減低藥量，而這通常是必要的。不管是哪種狀況，你都會先與你的醫師討論，對吧？好的，如此一來，我就不需要再教育你說不該立即採取本書的觀念，然後就自作主張想怎麼做就怎麼做。

假定抗憂鬱劑真的可以增加情緒循環，更進一步的小推理引出一個非常矛盾的結論：假如抗憂鬱劑增加情緒循環，然後失去它們的療效，那它們可能很有效率地引起憂鬱。要我再說一次？抗憂鬱劑會引起憂鬱？我猜你從未聽過這樣的觀念。大部分的醫師也沒有。這是我本身對於抗憂鬱劑效果的觀點，不是你在雙極性疾患及它們的治療有關的教科書上面會找到的觀點。所以要謹記我可能在這方面完全錯誤。注意，抗憂鬱劑引起憂鬱的整個觀念完全立基於抗憂鬱劑是否真的會引起情緒從一種狀態轉變到另一種狀態。雖然大部分的臨床醫師接受後面這個觀念，只有一些研究證據可用來支持這個觀點。就我所知，反對它的證據更少。

在這裡停一下，或許你覺得抗憂鬱劑藉由增加情緒循環而引起憂鬱這種論調太荒謬而令人難以接受。現在有一個類似的例子，可能使問題變得更清楚一點。假設你喜愛到娛樂場搭乘雲霄飛車，但是最新的機型使你的胃相當不舒服。從巔峰到底部的大墜落，好像真的讓你招架不住。雖然你以往搭乘這些機器不會噁心，但是現在你搭乘他們的新自由落體抗重力機器，你真的就吐出來了。你的朋友有一種神奇的藥丸，他說這藥會降低你的噁心感，也會阻斷你那種越來越墜落的感覺。但是他忘記告訴你兩件事。首先，這藥也會加速雲霄飛車的速度；其次，這藥只有剛開始使用那幾次有效，接著它的抗噁心效果就會衰退，但加速的效果卻會持續。由於不知道這兩件事，這藥聽來像是個好主意，所以你就試試看。

這次藉由這個藥的幫忙，當你再次搭乘這自由落體機器，你感覺好多了：完全不會噁心。你是如此高興，以至於你幾乎沒注意到此次雲霄飛車跑得比較快一點。但是幾個週末之後，大約是再回去玩的第五次左右，噁心的感覺又回來了。現在想像一下自從初次使用你朋友的藥，你已經回去玩第八次（你有一張季票，雖然你還有許多其他事情要做，但你的身體不斷想著要回去坐自由落體機器）。這一次噁心感回復到未用這藥之前的程度，而且這自由落體機器跑的速度似乎是以往的兩倍快。這樣就再也不好玩了，此時你希望能下車，並停止這一切。

將這個類比更進一步推論，而且建議你繼續讀下去（現在這樣看來好像在威脅人），接著是有關這個問題的更進一步的層面。許多的證據指出，只要你經驗到自由落體抗重力機器的加速，你就不太可能再使它慢下來。你就只得繼續乘坐它，持續這些令人噁心的搭乘，即使你已服用你朋友的藥丸達數週了。在這種狀況，有些人無法使這自由落體停下來，直到他們開始多用一種藥物（情緒穩定劑）。

在真實生活中，這就好比抗憂鬱劑會加速情緒循環，即使停止用抗憂鬱劑很久（甚至可能是永遠），還是會加速。但是不要毫無疑問地全盤接受這一切，這個顧慮基本上還只是少部分精神科醫師的擔心和猜測。

請不要很衝動地說你剛聽說抗憂鬱劑會引起憂鬱。若脫離上下文的了解，這樣的說法會引起許多困惑。在本書的內容中指的是，抗憂鬱劑可能藉由引起更頻繁的各種情緒發作而帶來更多的憂鬱發作。

**爭議 2c：抗憂鬱劑會阻礙情緒穩定劑的療效嗎？**雖然這問題不常被精神科期刊討論，但這是病人及醫師面對的最大爭議之一。然而，就如本章的大部分問題一樣，目前少有研究證據可以說些什麼。我的經驗是抗憂鬱劑似乎常影響情緒穩定劑的療效，因此我平常都會告訴病人：「假如情緒穩定劑 X 對你沒效，但是你同時使用抗憂鬱劑，你可以試著不用抗憂鬱劑，只用 X 來確定它能不能幫你。」

是否有已知的病人真的在使用抗憂鬱劑時對情緒穩定劑無效，但是在抗憂鬱劑停用之後卻開始有效的案例呢？有的，在 Louisville 大學的 Rif El-Mallakh 醫師已經發表六個這樣的案例。當然，目前只有六個案例是不多。據我所知，最近沒有關於合併治療無效之後，再嘗試不合併抗憂鬱劑使用的研究。但是從我的臨床經驗，我確信我上述的座右銘是有用的。

**爭議 2d：抗憂鬱劑會引發「點燃」嗎？**如你所知，假如你把火種放好，一個小火花就可以生火。有些雙極性疾患患者似乎就有這種點燃的模式。發作的間距變短，而且變得更嚴重。就如同你在圖 9.2 所見，這是多年來發生在傑生（不是他的真名，但這是來自真實病人的經驗）身上的情形。

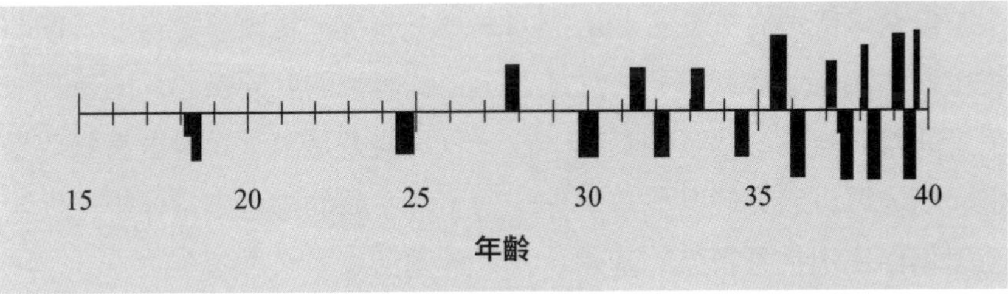


圖 9.2　某些雙極性疾患會隨著時間經過而惡化

在 18 歲第一次憂鬱發作之後，他一直沒有另一次發作，直到將近 25 歲。他 27 歲時的躁狂發作確定了他的情緒疾患屬於雙極性。但是隨著年紀增長，他情緒發作的間隔變短，而情緒發作也變得更嚴重。

並不是每個雙極性疾患的病人都會像這個病例一樣隨時間經過而越來越糟。 我很抱歉無法提供你這有多常發生的粗略估計，因為要做人們的多年研究並不容易（人會搬家、會退出研究等等）。 我也不能從我的治療經驗中猜測，因為治療的真正目標是避免發作的復發，對吧？只要這個模式似乎出現了，我們醫師就應更積極努力來壓制任何未來的情緒發作。許多雙極性疾患的專家認為那些症狀完全獲得控制、也就是那些完全不循環發作的病人，對於可能的點燃效應沒有那麼脆弱。換句話說，假如你所患的雙極性疾患恰巧會有這模式，如果你中斷情緒循環，或許你就可以停止這疾病的惡化可能，或至少可以降低那方面的傾向。

記住，這種點燃現象只在一些人身上觀察到，並非所有的人。情緒發作本身應該為這些病人的病程加速負責這種想法是一個*雛形*，不是一件已確定的事實。這雛形可以解釋某些病人的經驗並引導我們的治療——例如，提醒我們的目標最好是*沒有*情緒循環，以便預防可能的惡化。

但是這雛形有抗憂鬱劑治療的寓意。再次，我應該警告你，你即將檢視的寓意並非精神科醫師或甚至情緒專家的共同擔心。因為我似乎是非常少數擔心這事的其中一位，我可能把這寓意說得太誇張或是遺漏別人可以看見的某些事。你絕對不應拿我的擔心來當作拒絕你醫師建議你使用抗憂鬱劑的基礎。我只是邀請大家來思考。

以下是用我的見解來看待點燃雛形的寓意。假如有些雙極性疾患患者在每次情緒發作後都造成接下來的發作越來越頻繁或越嚴重，而且假如抗憂鬱劑可以誘發情緒發作（藉由引起快速循環，這是普遍接受的想法；或是藉由引起輕躁狂或躁狂，這點沒有爭議），那麼難道抗憂鬱劑不會讓病人掉入更頻繁且更嚴重的情緒發作嗎？ 難道它們不會讓病人發作的時間線越來越往前移嗎？

例如，想像傑生在 18 歲的第一次憂鬱發作是接受心理治療、運動或鋰鹽，也注意到他在 25 歲之前沒有第二次發作。現在假設他 18 歲那次改以抗憂鬱劑治療，而且接下來有了躁狂發作。那麼是否有可能抗憂鬱劑點燃了他，導致他的下一次發作不是在 25 歲，而是在 22 歲呢？

或是考慮約翰的經驗，還記得他的憂鬱發作一開始較不嚴重，然後變得更頻繁、更嚴重，直到最後他的情緒發作與他剛發生時一樣嚴重，但是更常發作。若他停用抗憂鬱劑，在他身上會發生什麼事呢？我們可以確定他的憂鬱發作頻率將會回到未用抗憂鬱劑之前的頻率嗎？假如使用抗憂鬱劑讓他的疾病進入新的局面，而其常模就是有更頻繁的發作，那又會如何呢？我從未有機會看見這問題的解答，因為我總是忙著設法用情緒穩定劑完全停止情緒循環。

想像一下對傑生而言，要了解抗憂鬱劑是否造成他的疾病加速有多困難。任何人如何確定不是疾病本身就會加速，而與他有無使用抗憂鬱劑無關？雖然個人不可能知道，但在史丹福大學做的一個有趣的研究可以支持我在這裡呈現的擔心。在那個研究，第二型雙極性疾患患者在憂鬱期接受 valproate（Depakote）治療。研究者發現之前有使用抗憂鬱劑的患者對 valproate 反應不如那些沒用過抗憂鬱劑的患者。就如作者所認定，那些進入研究前就用抗憂鬱劑的人是否比另一組人有更嚴重的症狀其實並不清楚，而那也就是為何他們最後一開始就服用一種抗憂鬱劑。不過，這些研究結果與暴露在抗憂鬱劑之下會導致神經系統永久性改變的觀念頗為一致。像這種小型研究其實並不能證明任何事情，但是它使我繼續不斷保持懷疑。在之前提到過的 El-Mallakh 醫師也有同樣的懷疑。他和他的同僚對這議題推斷出一個結論：「雖然離結論還很遠，但這些資料與抗憂鬱劑治療使躁狂發作的時間比它本來該自然發生的時間提早的這個假設一致。」

最後，讓我們回到第 3 章曾看過的案例珍。你記得她有許多雙極性的軟性徵候，包括近親有雙極性疾患，但是她從未出現任何輕躁狂（即使我非常仔細地用浮潛鏡和放大鏡來看）。因為我的擔心，她先讓我給她鋰鹽，卻出現副作用，於是我們改用一種抗憂鬱劑，她就有很好的反應。但是按照這裡表達的理論關注來考慮她現在的情況，是否有可能她的症狀會好一陣子，但是隨後失去效用（如約翰的例子），同時在那時候發現自己比剛開始生病時還糟？我擔心這些，但是我終究還是給她抗憂鬱劑，因為，在此時，這些都還只是理論上的擔憂（本書出版後對她的案例的追蹤，請看我網站的 Notes 頁面，很有意思的）。

或許現在你了解為何我對看來「有點雙極性」症狀的人使用抗憂鬱劑有些猶豫。即使這是現行的標準治療方法，但對於這群人我們仍要考慮到爭議 2 的相關事項。例如，想想珍，她沒有出現任何輕躁

## 貝絲：抗憂鬱劑引起她的情緒轉變嗎？

我某個病人的經歷的確支持這樣的擔憂，因此經過她的同意，我發表了一篇關於她的案例報告，你可以在我的網頁讀到更多細節。這裡是她的案例摘要。

貝絲現年 62 歲，她有記憶以來都處在中度憂鬱之中，但是她每幾年就會惡化到嚴重憂鬱。她並沒有雙極性疾患的家族病史，過去也沒有我可偵測到（用浮潛鏡和放大鏡）的輕躁狂個人史。她用 fluoxetine（Prozac）或 paroxetine（Paxil）之後並沒有變好，但是用 sertraline（Zoloft）之後有顯著的改善。她的憂鬱不見了，也沒有輕躁狂，這樣持續好了七年。

然後她開始有嚴重激動、失眠及注意力不集中，她的主治醫師認為她有恐慌發作，並且將 sertraline 從 100 毫克增加到 150 毫克。她變得更激動，也開始再次有自殺想法，這時她被轉介到我這裡。我們逐漸降低她的 sertraline，並且加了各種的情緒穩定劑，但是沒有一種有效，直到 sertraline 完全停用。

若非接著發生的事，她這個案例就沒這麼值得注意。使用低劑量的 quetiapine（Seroquel）就讓她不再感到激動，卻再次出現輕度憂鬱，就如她使用抗憂鬱劑之前一樣。她開始與一位稱職且專長在老年人心理的治療師合作（謝謝你，B.G.）處理這個問題並且服用 omega-3 脂肪酸。儘管如此，大約一年後，她落入另一次更嚴重的憂鬱，她便自行重新開始服用 sertraline，雖然只有每天 25 毫克。在僅僅服用兩次這樣的劑量之後，她就很快樂地打電話給我說她好多了。隔天她來我辦公室，就在她服用第三次 25 毫克的劑量之後，當時她再次顯得極度激動，那天的症狀幾乎與我第一次見到她時一樣嚴重。我們停用 sertraline，但是激動卻花了一個月才消退。出人意外的，雖然她的憂鬱回來了，但此時只要少量的鋰鹽就有很好的療效，而她

（續下頁）

過去在第一次剛停用 sertraline 時曾用過更高的鋰鹽劑量卻無效（注意，這與我在爭議 2b 提過的格言一致）。

抗憂鬱劑似乎有點從有益轉變成明顯有害。我們必須懷疑是否抗憂鬱劑本身引起這個改變。再一次，我們不能確實知道，因為可能是她本身在改變。但是考量到她第二次對 sertraline 的這種反應，尤其是在如此小的劑量下，這似乎（至少，對我而言）意味著是抗憂鬱劑本身引起這種激動。假如那真的是發生在貝絲女士的狀況，請注意這個過程可以持續七年！假如抗憂鬱劑真的引起這種致敏作用，它們也可以在某些人身上用同樣極度緩慢的方式產生這種影響。

狂來讓我們認定她是雙極性，但是她有許多雙極性的軟性徵候（一位近親有雙極性疾患），包括早發、復發性的短暫發作以及產後憂鬱。還記得在這情況下我很遲疑給她抗憂鬱劑，而她也非常優雅地容許我說服她開始用鋰鹽。由於她在低劑量的鋰鹽作用下有鎮靜及思考緩慢等副作用，我們便改換一種抗憂鬱劑，她就有非常好的反應。但是你現在可以知道為何我擔心她的故事不會在這裡結束嗎？關於這個擔心最糟糕的情況是在於要確定這是否會真正成為一個問題（這種點燃風險），將會花費非常長的時間以及許多不確定的觀察，而這同時，很多人正在服用抗憂鬱劑。

然而，記得這不是精神科醫師們普遍的擔心，我可能已經說服我自己相信這裡有一個問題。假如我們有人可以證實這個擔心只屬於少數病人，我確定從現在開始好幾年我會後悔提出過這個擔心。我承認我發出了這個警報，假如我錯了，我將會造成傷害，因為人們會害怕抗憂鬱劑，或許抗憂鬱劑真的對他們有益，但他們卻不服用它們（再次，請別讀到這裡就停用你的藥物，假如你有這樣的疑慮，要與你的醫師討論）。但是我害怕忽略抗憂鬱劑可能的長期後果將會有很大的危險性。你將會看到這與下個爭議有直接的關聯。

## 爭議 3：何時該停用抗憂鬱劑？

在討論爭議 1 時，我提到有些人非常容易有情緒轉變，但是其他有雙極性疾患的人在同時服用一種抗憂鬱劑與情緒穩定劑時，一點都不會發展出輕躁狂、快速循環或混合狀態。在我的臨床工作中，我治療過一些明顯有雙極性特徵的病人，多年來只服用一種抗憂鬱劑就維持良好的情況（他們通常在第一次來看我時就用了這個處方，我會戰戰兢兢地注意觀察，看著他們是否繼續用而仍舊很好）。有些明顯有雙極性的人多年來使用抗憂鬱劑似乎情況還好的這個事實，是精神醫學界對雙極性疾患何時該停用抗憂鬱劑有所爭論的主因。

有一段時間，無限期使用抗憂鬱劑是標準做法。接著一段時間對這些藥物有很大的擔心，許多情緒專家倡導要常規性地逐漸減少病人的抗憂鬱劑（有些著名的權威人士仍然這樣做，包括那些我最信任的權威人士）。然而，最近漸漸發現有些病人併用一種抗憂鬱劑與一種情緒穩定劑會比較穩定。現在的爭議是有多少病人用這樣的治療方式最好：只有一些？還是應該很多呢？

在這個爭議中有兩個強力的驅動力量，第一個是一篇研究文章，在討論這個爭議時，這篇文章總是會被引用，即使連這篇文章的作者們都提醒說這個研究的設計使得我們很難從中引出強而有力的結論。然而，有關假如一個人同時服用一種抗憂鬱劑與一種情緒穩定劑而情況保持良好，沒有輕躁狂，也沒有情緒循環，那他的抗憂鬱劑應該繼續用多久？無限期嗎？很少有其他資料加以著墨，因此這僅有的一篇文章就不尋常地對臨床工作起了強大的衝擊。

主要的作者是任職於加州大學洛杉磯分校的 Lori Altshuler 醫師，她領導著名的雙極性專家團隊追蹤數百位加入史丹利雙極性治療網絡的病人經驗。在分析這些自願者的治療及結果中，他們發現在一個挑選過的病人團體裡，繼續用抗憂鬱劑的那些病人比停用的那些病人比較不會憂鬱復發。聽起來相當清楚，對吧？繼續用比不用更好？

這就是這篇研究被引用時最常被暗示或陳述的結論。但是在作者的敘述中最重要的字句不是「比較不會復發」，而是「在一個挑選過的病人團體裡」。他們必須查閱五百四十九人的病歷，找出一百八十九人（34%）持續用抗憂鬱劑超過兩個月，其餘 66% 的人由於某種原因沒有持續用抗憂鬱劑兩個月。不像這篇研究常被引用的結論，比較適當的結論應該是只有少數雙極性疾患可以使用抗憂鬱劑超過兩個月還保持穩定。無論如何，這篇研究應該被小心解釋。儘管如此，它的確暗示了，至少在約一年的時間架構裡，有些病人持續使用抗憂鬱劑生活過得真的比較好。

將持續使用情緒穩定劑的病人群隨機分配至繼續用抗憂鬱劑或停用抗憂鬱劑的不同兩組之臨床研究，會提供較好的證據來幫助我們解決這個爭議。正如早先我書中提過的一個由 Ghaemi 醫師領導的類似小研究已經完成了，但在本書出版時還沒有發表。在這個研究中，與停用抗憂鬱劑的那些人相比，持續用抗憂鬱劑的那些人並沒有過得比較好。

驅動這個有關抗憂鬱劑該用多久的爭議之另一個有力因素是，或我覺得應該是，你關於爭議 2 的結論。假如抗憂鬱劑真的加速了情緒循環，特別是假若抗憂鬱劑真的會讓長期情緒不穩定的風險加大，那就有非常強烈的理由不要無限期地使用抗憂鬱劑（確實在 Ghaemi 醫師最近的研究裡，快速循環的病人中停用抗憂鬱劑那一組有比較好轉）。事實上，我們需要一些相當強的證據來支持抗憂鬱劑可以產生好的長期結果，如此才有價值來冒上述這種風險。但事實上我們完全沒有這樣的證據，這聽起來應該是個大震撼，因為人們不斷倡導這樣的方法並不斷這麼做（記得社區精神科醫師們的雙極性疾患患者中有80% 服用抗憂鬱劑的資料嗎？）。

假如你花一分鐘思考，你就會發現沒那麼讓人驚訝。想想看實驗的設計必須能夠顯示病人長期服用抗憂鬱劑會比停用抗憂鬱劑的那些人（或從未開始用抗憂鬱劑的那些人）還好。這將會是一個長期的研究（也就是很昂貴），而且必須有一段時間用安慰劑來治療病人（意即有一些倫理考量，因為這些病人是處在憂鬱狀況）。沒有一家抗憂鬱劑的製造商可以因這個研究的結果賺錢（意即沒有大筆經費贊助來源，除了由納稅人那而來的基金成立的聯邦贊助系統，但是大型研究很難從那個系統得到資金），所以我們不可能看到這種研究。那就是為何 Altshuler 醫師和她同事的研究獲得這麼多注意的原因，你明白了吧？事實上，我們還是要往前。只有你在之前章節讀到的個案報告可以警告我們長期使用抗憂鬱劑的長期風險。還要有多少金絲雀犧牲，我們才能開始告訴人們改變他們的臨床工作？

那不是一個簡單的問題。想想來自有關抗憂鬱劑風險的錯誤結論可能帶來的一切痛苦。我常使用抗憂鬱劑。要不是他們有服用抗憂鬱劑，我可能已有許多病人自殺身亡。因此，任何一個結論總是會有很大的衝擊，而且假如醫師錯了，將會置許多人的生命於風險之中（由於我們治療對象的本質，無論我們怎樣決定，有些生命還是會有風險，但是醫師們必須努力去確定他們的決定不會讓更多人面對風險）。現在你可以了解為何我們應該讓這個爭議持續下去以及應該持續尋找有關抗憂鬱劑治療雙極性疾患的風險及好處之更多證據。接下來要檢驗的最後一個爭議也有相同的問題。

## 爭議 4：抗憂鬱劑會引起自殺想法或行為嗎？

美國食品藥物管理局（FDA）必須為美國全體國民兩億九千六百萬人制定管理的決定，如果他們因為某種原因做了一個決定卻增加了風險，受到影響的人會很龐大。想像一下努力做那樣的決定感覺起來像是什麼。你會想要非常確定，不是嗎？你會被一群主張他們自己觀點的利害關係人圍繞，其中還包括那些現在安排金錢贊助部分 FDA 活動的藥商。現下變得難處理了，不是嗎？接下來美國的跨海鄰居——英國的 FDA——就禁止抗憂鬱劑用於兒童。這是 FDA 在 2004 年面對這個特別議題時所處的形勢。有許多言論提出了擔心，認為抗憂鬱劑可能會對至少一部分人（尤其是兒童及青少年）引起自傷或傷人的想法及行為。

Laughren 醫師及 Mosholder 醫師和其他美國 FDA 的官員可能值得獲獎，因為他們面對這樣的壓力也不放棄，更不用說他們努力謹慎地自力完成資料及證據。當然，一旦他們做了決定，突然湧現的巨大批評會來自雙方，有時因此使這決定意味了是政治上正確的決定！可惜，這並不是政治，因為接下來必須處理各種觀點，我們反而期待這議題是基於證據，然而證據卻很難詮釋。

不幸的是，有關這一切的爭議變得非常兩極化，一方強調抗憂鬱劑造成自殺，另一方強調抗憂鬱劑很重要，如果沒有抗憂鬱劑，自殺率可能再次升高（自殺率在過去十年有輕微下降）。對我來說，似乎雙方都是對的：整體來說這些藥物幫助了許多人，而藥物的使用可能是整體自殺率輕微下降的主要因素，但是在兒童及青少年中，或許每一百個服用抗憂鬱劑的人裡有二至四個人會惡化到有自傷（有時合併傷人）想法及偶發的這類行為。成年人受到這樣影響的數目可能稍微少一點。諷刺的是，當研究者們只注意整組受試病人治療的結果時，很難發現裡面那些少數惡化的受試病人，因為很多病人的改善可能掩蓋了少數病人的惡化。無論如何，我希望我們能夠尊敬 FDA 官員在做決策時所面對的困難，並且能夠提醒我們要留意自己的結論有多重要，有鑑於它們巨大的潛在衝擊。

我們在討論「評估及處理來自治療的風險」主題時，我們必須檢視情緒藥物引起體重增加的風險。接下來請進入第 10 章。

CHAPTER 10

# 控制因藥物或其他原因造成的體重增加

許多用以治療憂鬱症和雙極性疾患的藥物都會造成體重增加。這是一個很大的問題——尤其是這兩種情況本身就和體重增加有關。體重過重在美國本來就已經非常普遍，再加上這兩個風險因素——藥物和其潛在狀況——使得三個趨勢都導向同一個方向。

更糟的是，體重增加會使憂鬱症惡化：患者看到自己的身體和行為時，他們會更洩氣、對自己更不滿意。只要一從事體力活動，他們就會覺得更不舒服；於是他們就花更多時間坐著，花更少時間去做可以對自己的情緒有正面影響的事。但因為他們花更多時間坐著或躺著，所以體重就可能增加得更快。

諷刺的是，把藥物加到這個問題裡，我們可能會使這個「體重增加一憂鬱一體重增加」這個迴圈拉得更緊。儘管如此，大部分用以治療雙極性疾患的藥物都可能造成體重增加——不是每一個人都會，但很多人會。

然而，還是有一些好消息。有一些藥物顯然與體重增加無關。有兩種偶爾用以治療情感性疾病的藥物（topiramate 和 zonisamide）甚至還會使體重減輕；但這兩種藥的副作用非常頻繁出現且有可能非常嚴重，而且效果不明或不確定，所以它們也不是理想的選擇。

本章中我們首先會探討體重增加問題的本質以及處理這個問題的三個標準建議，以及為什這三個建議如此難以做到。最後，你會看到一些用以對抗體重增加的藥物。結論：無論那三個標準建議執行起來是多麼困難，與對抗增重藥物相比，它們顯然還是比較好的策略。

## 不全是藥物的錯

現在我們有很好的證據顯示，雙極性疾患就會造成體重增加。會引發體重增加的藥物之製造商提供這項證據做為間接辯護：「看吧！不全是藥的錯！」但別忘了，我們也不能把錯歸到病人頭上。在這些患者身上所觀察到的情況顯示，有些患者的體重增加似乎來自醫師要治療的問題，而不是藥物。但毫無疑問，藥物絕對會使情況變得更嚴重。然而，為了解釋這些藥物的效果，我們首先必須了解，即使沒有藥物，人體生理情況也會改變並使體重更容易增加。

### 不再是「多少卡路里進來，多少出去」這麼簡單

太多燃料進來，消耗得太少：體重增加的確是如此造成的。但過去十年的研究顯示，事情比「多少卡路里進來，多少出去」這個模式複雜很多，而這種觀念過去卻一直主導著我們對節食的看法。

當人吃少一點時，可以變得更有效率，可以從所消耗的燃料中走更遠的里程──好像加油站越少且相距越遠，你就可以開得更遠一樣！這幾乎適用於所有人，但在某些人身上（例如，一些美國土著或西班牙裔），會造成更劇烈的改變。我們的效率因素到底是怎麼被決定的？

就像你猜的一樣，我們又看到最普遍的嫌疑犯：壓力、缺乏運動、攝取精製糖類。現在，這些都被認為是影響新陳代謝效率的因素，也因此決定如果人獲得固定量的燃料，他的體重是否會增加或減少。但很可能還有其他的因素。情緒本身可能就是其中之一，況且嘗試要分辨憂鬱症造成的體重增加，與壓力荷爾蒙造成的體重增加又進一步造成（部分）憂鬱症，是件很棘手的事。關於這個課題，大部分的研究都集中在一個稱為新陳代謝症候群（metabolic syndrome）的情況；我們必須要更仔細審視這個情況，因為許多治療情感性疾病藥物所造成的體重增加似乎都與這個症狀非常類似，或者一樣。

## 新陳代謝症候群

或許你已經聽說過新陳代謝症候群。很多研究都以它為主題，因為它與心臟病——美國第一號死因——有關。但這個症候群的定義卻各有不同。最近，美國「國家心、肺及血液研究院」（National Heart, Lung and Blood Institute，NHLBI）和「美國心臟醫學會」（American Heart Association）的一個整體會議致力於澄清該如何定義這個症候群。一般而言，新陳代謝症候群包含以下的元素：

- 腹部脂肪增加。
- 「壞」膽固醇增加（「好」膽固醇減少）。
- 血壓變高。
- 對自身胰島素抗性增加。

腹部脂肪增加是這個症候群的典型標記。許多人對腹部肥大的人都投以鄙夷的眼光，並認為他們沒有自制力。當我看到他們時，我一直在想，他們一生中得面對和承受多少的壓力（或在想，是否他們也在服用我開給病人的藥物之一，因為這些病人認為生命還是很值得活）。

新陳代謝症候群中，膽固醇的變化包括低密度脂蛋白（low-density lipoprotein, LDL）增加，這就是著名的壞膽固醇，因為它與心臟病發作與中風有關。此外，另一種稱為三酸甘油脂（triglyceride, TG）的相關脂肪分子也增加；這也是不好的，因為三酸甘油脂也是心臟病的另一個危險因子。同時，在對抗心臟病方面有保護效果的高密度脂蛋白（high-density lipoprotein, HDL）卻減少。就像你看到的一樣，對心臟的安全而言，這些變化都走錯方向了。

在新陳代謝症候群中，血壓會升高。造成血壓升高的原因是什麼，目前仍不清楚。有可能涉及壓力荷爾蒙，如腎上腺素（epinephrine）。沒有體力活力或許也直接相關，因為一般而言，體力活動增加，血壓會下降。

最後，一連串複雜的新陳代謝變化會干擾身體對自身胰島素的反應能力。大家都知道，胰島素的功能是將血液中的葡萄糖送進需要葡萄糖的細胞中，例如肌肉或肝臟。當細胞無法對胰島素給予適當回應時——一種稱為胰島素抗性（insulin resistance）的情況——新陳代謝症候群似乎就開始了。由於細胞無法好好攝取葡萄糖，所以血液中的葡萄糖濃度就升高。而血液中的葡萄糖濃度越高，就必須有更多的胰島素。但看到這麼多胰島素，細胞就開始抵抗它（就好像一位說話說個不停的鄰居一樣，結果你到後來根本就不想聽了）。於是胰臟就無法製造足夠的胰島素來應付需求，結果所有糖尿病的症狀就出現了。甚至在這之前，胰島素抗性似乎就已經直接與所有新陳代謝症候群的表徵相關。在許多人身上，胰島素抗性可能是最直接的因素（而在另一些人身上，暗示免疫系統涉入的炎症變化可能扮演某種角色）。

我希望你會問自己：到底是什麼原因最先造成胰島素抗性？喔，又是它們！就是那些最常見的嫌疑犯：壓力、缺乏運動、攝取精製醣類。到底這些因素實際上如何干擾胰島素，這還不清楚，但簡單的說：

- 太多精製醣類使整個身體系統超負荷。
- 太少運動使整個身體系統缺乏練習消耗大量燃料的機會。
- 壓力荷爾蒙可體松（cortisol）使肝臟釋放更多葡萄糖，又使整個身體系統進一步超負荷。

**新陳代謝症候群與情緒。**為什麼在此我們要把焦點放在新陳代謝症候群上？我們之所以如此做是因為這個症候群在憂鬱症和雙極性疾患中——定義情緒光譜的兩極——一直非常普遍。到底是情緒問題造成新陳代謝症候群，還是新陳代謝症候群造成情緒問題？還是有一個第三因子同時造成這兩個問題？到目前為止，答案似乎是以上皆是。請往下看。

上面提到的壓力荷爾蒙可體松，會導致肝臟釋放更多葡萄糖；它也明顯涉及導致憂鬱症（雖然調節可體松的腦部系統亦與情緒變化有關）。因此，可體松顯然是可能導致新陳代謝症候群和情緒問題的第三因子。

但透過之前描述的自我加強迴圈：即情緒不好，精神就不好，體力活動就減少（而且有時候卡路里還會增加，尤其在非典型憂鬱症與季節性情感疾患患者身上），憂鬱症能夠明顯導致新陳代謝症候群。然後這又會導致胰島素抗性，而胰島素抗性又會造成新陳代謝症候群。

最後，有一點點小證據指出，新陳代謝症候群本身多多少少可能會導致憂鬱症。例如，史丹福的 Natalie Rasgon 醫師與在 UCLA 的同事在這個課題上發表了一篇啟發思考的研究案例報告。他們描述一位女性的經驗，這位女性服用了抗憂鬱劑，但憂鬱症並沒有好轉，而當醫師治療她的新陳代謝症候群〔一種稱為多囊性卵巢症候群（polycystic ovary syndrome, PCOS）的變型〕時，她反而變好且能夠保持。那是什麼樣的治療？就是通常用來治療第二型糖尿病的同一種藥：metformin（Glucophage）。另外也有一些患者亦指出，服用 metformin 情緒會變好，但這種療法目前並未獲得研究。在我的網站上有更詳細的資料，請點閱 Notes 的網頁。

## 雙極性疾患的線索來自癲癇

你可能知道，癲癇和一些雙極性疾患的形式有非常大的相似點。例如，好幾種用來治療雙極性疾患的藥物，包括第二型雙極性疾患，都是原本發展用來治療癲癇的藥物。事實上，直到最近，大部分已知用作情緒穩定劑的藥物，除了鋰鹽之外，都是抗癲癇藥物：valproate、lamotrigine 和 carbamazepine。

當我們開立大量 valproate（Depakote）給雙極性患者時，我們精神科醫師都會越來越擔心藥物所導致的體重增加。所以當神經科醫師開始報告 valproate 和新陳代謝症候群的另一種變型——多囊性卵巢症候群（PCOS）——之間有關時，我們就開始注意神經醫學專刊上有關這個主題的資訊。PCOS 不只會造成腹部肥胖，亦會導致雄性激素化（androgenization）的現象：即男性荷爾蒙增加的效果；可以很容易看出一些典型部位（下巴、胸膛以及肚臍周圍）毛髮增加，而男性比較會在這些部位增加毛髮，女性比較不會。此外，它亦會導致生育問題。但這和體重到底有什麼關係？所有新陳代謝症候群的變異型，包括 PCOS 在內，都會導致體重增加。

1993 年一份芬蘭的重要研究中就已指出 valproate 與 PCOS 之間有關。雖然關於這個課題一直有研究，但 valproate 是否真的會導致 PCOS，仍然有待確立。在這過程中，我們知道的是癲癇本身與 PCOS 有關。最近，雙極性疾患亦與 PCOS 的增加率有關，即使沒有使用 valproate 作為治療（在我網站的 Notes 頁面上，可以連結到一個 valproate 和 PCOS 之間關係的資料頁面，這是依我個人觀點所整理出來的）。

當其他精神病藥物，例如 olanzapine（Zyprexa），似乎會造成大量且快速體重增加時——尤其是腹部脂肪囤積——我們在 valproate 與 PCOS 方面的經驗告訴我們，要觀察新陳代謝的變化。在第 8 章探討情緒穩定劑時已指出，olanzapine〔與其他新一代藥物，如 quetiapine（Seroquel）和 risperidone（Risperdal）〕與新陳代謝症候群之間的關係以及與糖尿病相關的情況已獲得確立。

抗憂鬱劑亦與體重增加有關，卻與新陳代謝症候群無關。比較老的三環抗憂鬱劑（tricyclic antidepressants），例如 imipramine 和 amitriptyline，尤其後者是眾所皆知會造成體重增加的藥物。較少使用的抗憂鬱劑 monoamine oxidase inhibitor（MAOI）也是如此。而常用的血清素再吸收抑制劑（serotonin reuptake inhibitors, SRIs），從 fluoxetine（Prozac）到 escitalopram（Lexapro），都一直被確認會在某些病人身上導致體重增加。而其中 paroxetine（Paxil）尤其是眾所周知會造成體重增加的藥，且比 SRI 家族中的大部分其他藥物都嚴重。比較新近的 mirtazapine（Remeron）是一個非常有潛力的食慾刺激劑；體重增加是服用這種藥物常見的情況。只有 bupropion（Wellbutrin）似乎不會造成體重增加；它似乎對體重沒有任何影響，雖然在幾份研究中，它與輕微體重減輕有關。

別忘了，如果體重有增加，不一定總是藥物的錯。我們正在治療的情緒光譜中的各種疾病，從憂鬱症到雙極性疾患，也會造成體重增加。然而，情緒藥物本身絕對常常涉及其中，而且某些藥物還頻率頗高。情緒光譜中，雙極性病患的藥物通常大部分都與此問題有關，甚至連抗憂鬱劑也可能會有這個問題。

## 如何對付體重增加

雖然我們會探討幾個策略，但其中有幾個的價值比其他高很多，因此值得我們特別注意。這包括：

- 運動。
- 使用與體重增加無關的藥物。
- 避免單醣類（simple sugars）。

很不幸，這些最重要的策略是如此的不實際，事實上，這個清單應該要這樣才對：

- 運動——你無法否認，但你也辦不到，對吧？
- 使用與體重增加無關的藥物——好主意，但有這樣的藥嗎？
- 避免單醣類——所以不要吃你身邊所有能吃的東西？

在決定採用比較不討喜的方案之前，先讓我們逐一看看這些好主意和它們的問題。

## 運動

這個解決方法——以及為什麼它雖然這麼明顯但卻行不通的原因——非常重要，所以我必須要在 13 章花整個章節來討論。第 13 章將探討為什麼人們不運動，和你可以從中學到什麼。

要記住，運動是控制體重最有邏輯、最安全和最有效的方法之一。甚至更棒：運動甚至可以直接針對造成體重增加的原因：壓力、情緒問題、以及用以治療這些問題的藥物。還記得嗎？新陳代謝症候群似乎就是由這三個原因造成的：壓力，最先造成憂鬱症的首因；情緒問題，在一段時間之後會變成體重增加的獨立因子；最後是，治療情緒問題的藥物。這時候可以看出，體重增加看來大多由情緒問題造成，而情緒疾患又是由新陳代謝症候群的生物化學變化造成，尤其是胰島素抗性。但運動可以降低胰島素抗性！難道還要我再說一遍嗎？你能看出，運動是最直接可行的解決方案嗎？如果胰島素抗性是由壓力、情緒問題和藥物所造成之體重增加這個問題的核心，那運動就是最能避免體重增加的首要方法。

當我們在第 13 章中再提及這個問題時，請記住：對於你會面臨的情緒光譜症狀以及藥物的各種嚴重副作用，運動是非常有效的專門解毒劑。當然，運動還可以為健康帶來其他好處——包括它本身就含有抗憂鬱的效果！現在你終於明白，為什麼病人來找我治療他們的情緒問題時，我都先要求他們有規律地運動，或要提出確切的理由為什麼無法做任何一種運動（這種情況很少）。

## 使用不會造成體重增加的藥物

情緒疾病的專家都會建議這個方法。可是當要面對一種已經會造成體重增加的藥物時，他們卻完全一致：在試任何另一種方法之前，換藥（例如，在 psychguides.com 這個網站上，你可以在 Expert Consensus Guideline 這個系列中找到這個建議）。但也許你已經發現，體重增加這個問題在情緒穩定劑中實在太普遍，所以要找一個替代方案並不是那麼容易。在表 10.1 中，是一些到目前為止值得注意的選擇（我希望這種情況很快可以獲得改善）。

## 避免單醣類

這個方法不應該像養成規律運動的習慣那麼難做到。的確，這也是改掉陳年習慣的問題。但這一次，是要把東西從你的習慣中除掉，而不是加入新東西。對大部分人而言，這容易多了（因為無論運動如何影響你的胰島素敏感度，如果你有規律做運動，你可能只需要去除少許的舊習慣）。現在，讓我們來看看精製醣類在你的什麼習慣中出現。我們會先快速回顧一下什麼是*精製醣類*，為什麼它這麼令人擔心。然後我們會看看，在你的日常飲食當中，它躲在什麼地方——或一眼就看得到。

**為什麼單醣類對健康有害？**所謂*單醣類*是指能夠快速變成血液中葡萄糖的醣類。葡萄糖是碳水化合物的最簡單形式，就像在台灣幣制中的一塊錢一樣。五元、十元、五十元硬幣都可以換成一塊錢，但這

表 10.1　通常不會造成體重增加的藥物

| 適用症 | 學名 | 商品名 |
|---|---|---|
| 憂鬱症 | Buproprion | Wellbutrin |
| 雙極性憂鬱症 | Lamotrigine | Lamictal |
| 情緒不穩定 | Carbamazepine<br>Oxcarbazepine | Tegretol, Carbatrol<br>Trileptal |

已經是最小的單位了。同樣的，透過打破食物中醣分子長鏈之間的鏈結，你的身體可以將聚合醣類（complex sugars）（碳水化合物）分解為單醣類。這就好像在每一餐之後將你的五十元換成很多一塊錢一樣（相反的，我們吃進去的食物就是原來將這些一塊錢連結成五十元的員工）。

你的身體使用葡萄糖作為基本燃料單位。它使用葡萄糖來支付所有細胞所做的工。有些細胞也會接受歐元——脂肪分子鏈。但即使體內消耗最多燃料的腦部，還是堅持收受葡萄糖——一塊錢作為所有工作的酬勞。因為腦部必須依賴葡萄糖，所以身體利用胰島素來嚴密調控葡萄糖的濃度；而你應該還記得，在情緒疾患和體重增加等相關問題中，胰島素扮演核心角色。為了使腦部和其他器官能夠使用葡萄糖，你吃進肚子裡的所有聚合醣類，比如麵包中的小麥，都會被分解成葡萄糖，然後再被血管吸收（只有一些例外，例如水果中的果糖）。

單醣類的問題是，它很容易被分解成葡萄糖，因此可使血液中的葡萄糖濃度快速上升。高葡萄糖濃度會導致分泌大量胰島素，而胰島素的工作是儲存所有的燃料。但還記得嗎？大量胰島素看來是新陳代謝症候群的主要原因，即使它不是唯一原因。我希望你能明白這個事件鏈：單醣類引發大量胰島素；大量胰島素導致新陳代謝症候群；透過胰島素抗性，新陳代謝症候群造成腹部肥胖和其他健康問題（包括胰島素濃度更高），而胰島素抗性又會引發身體分泌更多胰島素。瞧，一旦這個進程一啟動，它就會不斷自我擴張。

請注意，這個不健康的循環是從高胰島素濃度對單醣類的回應（或也可能由壓力荷爾蒙）開始。胰島素和新陳代謝症候群這個故事中的另一個重要角色是運動——或缺乏運動。沒有運動，身體對胰島素的抗性會越來越強。如果這種情形發生，那麼胰臟就會分泌更多的胰島素，想辦法讓你的身體對胰島素訊號能產生回應。結果，你就得到之前所看到的健康夢魘：高胰島素濃度。

如果你缺乏運動又攝取大量單醣類的食物，那簡直是大災難：兩個不同的因子結合起來造成高胰島素濃度。怪不得新陳代謝症候群影響到四分之一以上的美國人口！我們是一個非常不愛運動又愛吃大量單醣類的民族。我希望你現在已經警覺到單醣類是一項健康危險因子，並想知道更詳細的資訊：到底什麼是單醣類？

**到底什麼是單醣類？**比如說，餐桌上的砂糖是蔗糖（sucrose）。蔗糖含有一個葡萄糖和一個果糖分子，尾對尾連結在一起。除此之外還有其他單醣類〔右旋糖（dextrose）、乳糖（lactose）、麥芽糖（maltose）〕，但葡萄糖和果糖是我們所面臨的食物問題中最普遍的。

果糖新陳代謝與胰島素的關係，比葡萄糖更複雜和更不清楚。但我們還是不能忘記它，因為一些學者認為果糖可能透過其他途徑導致新陳代謝症候群，且其中涉及三酸甘油脂。然而，就一個簡單模式來看，我們可把焦點放在葡萄糖上。大部分碳水化合物是葡萄糖長鏈。過去十年來，碳水化合物的名聲時好時壞，最近更從較優的食物（如在低脂飲食中）降級到劣種食物（如在低碳水化合物飲食中）。

到目前為止，碳水化合物在我們飲食中的適當角色到底是什麼，這仍然不清楚。但當前，讓我們先把注意力集中在你該如何面對新陳代謝症候群的風險上——無論它是由你的情緒問題、由造成情緒問題的壓力，或由治療情緒問題的藥物所造成。簡化碳水化合物角色的方法是：不要把焦點放在葡萄糖本身，而放在它的吸收速度上。

造成葡萄糖快速進到血液的食物才是真正的問題（好吧！那些純粹主義者已經在跳腳了：你消耗的葡萄糖總量也是一個問題——所以每次你一發現任何一個葡萄糖來源，就將它的量減少）。一旦你把注意力投注在吸收速度上，要找出會導致新陳代謝症候群的食物種類就簡單多了。首先，你甚至可以把焦點限制在找出含有蔗糖（砂糖）的食物。有些作者希望你也把果糖包含在內。如果考慮到食物中所添加的糖分，你可以兩種都列入搜索名單上。例如，看看所有果汁飲料的營養說明，你就會發現，由單醣類構成的玉米糖漿通常是主要成分。

下一步，將搜索範圍擴大，你可以把精緻白麵粉列入名單上，因為它也會快速釋出葡萄糖。也許這差不多夠了，因為如果你只要找出任何用砂糖或一些含有其他添加糖分的食物，並將它們排除在食物清單之外，在減低新陳代謝症候群這方面，你已經做得很好了。以下是一些特別的壞蛋。

**它們藏在哪些食物裡？**一號公敵：含糖的無酒精飲料。這些飲料含有很高的卡路里，但更糟的是，這些卡路里中，幾乎每一個都是純粹的醣。這種東西只能偶爾稍微享受一下，或甚至完全排在食物清單之外。但它們卻有一些很誘人的優點：因為太便宜、太容易取得、或非常被社會接受？（想想看：你可以隨便到處買到特大杯飲料，卻不一定能買得到香菸！）若要改掉這個習慣，你需要一個特別的計畫來避免這些飲料和果汁，至少要放棄好一陣子。

下一個來源：點心（dessert）。很有趣的字，英文源自法文的 *desservir*，意思是「把桌上清光光」〔事實上，這和它的字源 *desert*（拋棄、遺棄）完全無關〕。這是第一個訣竅，我們可以直接從這個字的意思著手：不要「把桌上清光光」。事實上，連你的主食也不要吃光光，至少留一口在盤子裡（因為如果把盤子裡的食物吃光光的話，很容易會引發你多年來養成的期望：接著就要吃飯後點心）。下一個訣竅：練習略過點心，直到你能規律地想像，自己可以不吃點心就能完成一餐為止。

如果你想把自己推到極限（在這種情況下，最好是把自己推到更多限制之內！），那就搜索白麵粉的身影。改吃小麥粉、全麥穀類或糙米。抱歉，我聽起來好像在做全麥寶寶的廣告一樣，但我希望你能明白這一點。我們人總是比較喜歡精製的東西，因為所釋出的甜味來得比較快。而這些產品的製造商深知這一點。你根本看不到麥當勞的漢堡是用全麥麵包做的，不是嗎？但食用精製醣類的後果卻直接與體重增加一事有關。

**低碳水化合物飲食**。你可能已經超前想一步。你已經明白避免大量葡萄糖是好的，因為這可以避免大量胰島素；而避免大量胰島素是好的，因為這可以避免新陳代謝症候群。最後，你也明白避免新陳代謝症候群，或任何往這個方向發展的東西，也是好的，因為肥胖的腹部一點也不時髦——更別提它還會造成其他健康問題（這也是之前所提到過的，可以證明新陳代謝症候群能導致情緒問題的那一點點小證據）。

如果避免大量葡萄糖很好，那麼完全避免攝取葡萄糖可以嗎？基本上，這就是所謂「低碳水化合物飲食」的主要觀點。現在，來點推論來引誘你付諸行動。如果新陳代謝症候群和情緒的確有某種關聯，低碳水化合物飲食是否就可以改善情緒呢？就我到目前為止所說的一切看來，這是一個邏輯的推論，而且這也是一個非常重要的問題。然而，就我所知，關於這個問題，我們只有唯一一個未經發表的案例報告，這就等於是沒有任何證據一樣。不管怎麼樣，你可能會對這件事有興趣。有一位女士寫信給我，描述她的丈夫在進行或停止低碳水化合物飲食法時，情緒也會跟著改變。他那時候正在服用鋰鹽和一種抗憂鬱劑。當他停止低碳水化合物飲食時，他會走極端：例如，一口氣吃光一整包餅乾。每一次這麼做時，他的易怒反應又會回來。當他又進行低碳水化合物飲食時，他的易怒反應會不見。光就這個案例本身，並沒有任何意義，但這還是一件有趣的事。畢竟，你可能認識一些人，他們可以一口氣吃掉一整包餅乾卻不會易怒。也就是說，就目前所知，易怒並不是由食用大量精製醣類直接造成的。但也許有情緒光譜的人，可能比較會有這樣的變化。這只是一種猜測而已。

總而言之，整個新陳代謝症候群的故事可以讓我們回到整件事的源頭：我們不能就坐在那裡責怪藥物，即使藥物是問題的一部分（通常是一大部分）。我們也必須看看壓力、運動和飲食等因素。但如果你無法擺脫一種會造成體重增加的藥物，我們有試用過幾種其他對抗這個問題的藥物。但我得事先警告你：這些方法中，沒有一種是非常有幫助而能夠成為我規律使用的方法，而且到目前為止，我沒有任何一位患者長期使用這些方法。我之所以把它們列入下一節中，是因為你在尋找對付體重增加的資訊時，一定會聽到它們。

## 利用藥物阻止體重增加

到目前為止，有數種藥物被當作對抗手段來阻止與情緒藥物相關的體重增加。採用這種方式的明顯缺點是，我們又增加另一種藥物，而且還包含它的副作用、長期風險，以及和其他藥物之間的交互作用。因此，這種方法並不是最優先的考慮。但有時候，雖然某種藥物會造成體重增加但它卻很有效，而且這時候你又不想換藥，那麼你和你的醫生或許可以考慮使用以下的藥物。

### metformin（Glucophage）

metformin 是用來治療糖尿病和提升胰島素的敏感度。還記得本章前面提過，目前的研究認為，新陳代謝症候群與胰島素抗性強烈有關，且可能真的因胰島素抗性造成。新陳代謝症候群的其中一種形式──PCOS（前面亦討論過），就是用 metformin 來治療的。所以把這些點連結起來看來很有邏輯：情緒藥物能造成體重增加，體重增加（尤其在攝取大量單醣類的情況下）能導致新陳代謝症候群，新陳代謝症候群能用 metformin 來治療，所以，metformin 可以逆轉情緒藥物所導致的體重增加。

的確，這已經試過了。2002 年一個研究團隊報告他們用 metformin 來治療十九位年輕患者，而這些患者正在服用的不同藥物都會造成體重增加。結果有十五位患者體重減輕了，而其餘的患者則體重增加的情況減緩。有另一個團隊測試利用 metformin 來治療 PCOS，結果發現它比安慰劑更能使體重減輕。即使如此，現在要說這種方法多有效還嫌之過早。metformin 有它自己的風險，包括一種稱為*乳酸中毒*（lactic acidosis）且甚至可以致命的化學變化，雖然這可能只發生在有以下問題的病人身上，例如腎臟病或肝臟病的病人。

有一次我嘗試使用 metformin 來治療有情緒症狀又有明顯新陳代謝症候群的病人。和之前的研究以及新陳代謝症候群會對情緒有影響的可能性（目前只有非常少的證據支持這一點）相反的是，二十位病人中只有一或二位在服用 Glucophage 之後情緒有改變的證據，而且他們的體重也完全沒有減輕（只有兩位明顯例外）。這只是我個人有限的經驗。John Morrison 醫師與同事針對十九位病人的研究比較有幫助，因為他們用比較有系統的方式蒐集資料。因此，我們需要的是隨機試驗一項新治療且與安慰劑進行對照。但到目前為止，對於所有在此列出的藥物都沒有這樣的資料，除了 amantadine 之外。

## topiramate

topiramate（Topamax）原本發展用來當作抗癲癇藥物。現在它亦用來治療偏頭痛，而且精神科醫師也一直大量使用，因為它能夠使人食慾下降而造成體重減輕。這聽起來很不錯，不是嗎？有明顯的證據可造成體重減輕嗎？難道我們不是處於歷史上一個矛盾的時間嗎？即一顆可以讓人減輕體重的藥丸聽起來是好消息，而同時世界上卻有很多人依然沒有足夠的食物填飽肚子？你聽過「不勞而獲」嗎？有些人描述喝不含糖且不含咖啡因的飲料就像在努力勞而不獲。但我不同意這種看法。

過去 topiramate 被認為擁有情緒穩定劑的藥效而很快就被精神科醫師廣泛使用，因為對病人和醫師而言，它看起來比所有已知的情緒藥物都好。然而，幾份把 topiramate 當作附加藥物的研究都指出，它的效果比安慰劑好不了多少。雖然它似乎在某些人身上有改善情緒的效果——有時候還太多：但它有時候反而會導致憂鬱，就像官方的產品資訊（即有時候藥劑師會隨著新配方所給你的長串說明）中所描述的一樣。但在某些人身上，它似乎又有抗憂鬱的效果。

而在其他病人身上，它能造成嚴重的煩躁不安，但又在一些人身上有抗焦慮的效果。所以我告訴我的病人，這種藥就像一張百搭牌，你可能從中獲得好處，也可能獲得壞處。其中最持久的副作用是抑制食慾和體重減輕。但它也有一些很嚇人的副作用，例如，每一百個服用此藥的人當中，就有一或二人會得腎結石。它也有一些不是很普遍但卻更大的風險，包括會導致青光眼（glaucoma），和一種稱為代謝性酸中毒（metabolic acidosis）的化學變化；雖然很稀有，卻會致命。 而服用 topiramate 所能造成最大的限制是會有認知受損的問題，比如你想不起一些很簡單東西的名稱，或你鄰居的名字。這就是為什麼我大部分的病人不再服用它的原因。

另一種稱為 zonisamide（Zonegran）的抗癲癇藥物也像 topiramate 一樣，有抑制食慾的效果。這種藥目前看來好像比較有效，但以前 topiramate 剛出現時我們也曾經這樣認為，所以對於 zonisamide，我們還需要更久一點的時間去了解。而且它也有一些非常嚇人的副作用。

## H2-blockers、amantadine 與其他藥物

還有更多藥被建議用來制止體重增加，但這些藥大部分的證據都比 metformin 和 topiramate 少，或它們被更廣泛地測試，卻發現不太有用。例如，用來干擾產生胃酸的 histamine-2 blockers 或稱 H2 blockers，例如 nizatidine，似乎能夠減緩 olanzapine——在造成體重增加方面非常有名的情緒穩定劑——所造成的體重增加，但這些藥的效果仍然無法解決問題。

amantadine 被用來治療早期的病毒感染。因某種理由，或許是它對多巴胺的效果，所以它看起來好像可以逆轉 olanzapine（所以或許也可以抑制其他藥物）所造成的體重增加。很不幸，它會導致很嚴重的顫抖，而這使得它在我的病人身上效果非常有限，所以我已經不再使用它（當這本書要付印時，另一份小研究指出，amantadine 可以停止 olanzapine 的體重增加效果，卻沒有明顯使體重減輕）。

## 減重藥物（sibutramine、orlistat）

你可以想像很多人正發狂似地研究如何生產一種安全及有效的減重藥丸。想想看它能帶來多少利潤（甚至比「威而剛」還多！）。我們又再度看到這個諷刺，美國人發狂使勁想減重，而地球上其他地方的人卻想辦法增重。為了使這個清單更完整，你應該知道精神科醫生的確使用像 sibutramine、orlistat 以及其他藥物，來對抗情緒藥物所誘發的體重增加。請謹記，要知道一種藥是否安全，得花上好多年的時間——比要知道它是否有效久很多。還記得 fenfluraminephentermine（fen-phen）藥物的情況嗎？在用了好幾年之後，才發現它會導致心瓣膜異常問題。到目前為止，我只試用過 sibutramine 一次，而且那是被病人的情況所逼才使用的。

我希望在看過這些資訊之後，你能發現，最先提出對付情緒藥物所造成體重增加的那三種方法（運動、使用與體重增加無關的藥物、避免單醣類）是最明顯、也是最重要的策略。另一種策略是擴大非藥物方法，這會在以下的三章中討論，即如何改善生活方式（包括運動）和心理治療等選擇。

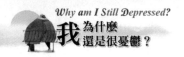

CHAPTER 11

# 改變某些生活方式就可以減輕症狀

有三種管理生活方式的技巧可以幫助你控制自己的症狀：密切管理自己的睡眠；盡己所能管理壓力；如果你有喝酒的話要特別小心，同時要避免使用任何其他藥物。第四種技巧是運動，非常重要，所以會有一整章來探討它（我知道你很期待——但願因為它是最後一章的緣故！）。

有些人也許能夠利用這些技巧來管理自己的症狀，雖然這不是很尋常。即使這些技巧最後不能對你有很多幫助，但它們也不會造成傷害，至少不會有很多傷害。重點在於你也想盡可能擁有正常的生活，就像其他人一樣，但個中的挑戰在於，如何將這個願望以及你需要做什麼才能在不依賴藥物的情況下盡可能控制情緒這兩者之間保持平衡。要記住，以下這些技巧並不是每一項都完全有效或完全沒效。如果你不是每一項都做的話，可以對個別某一項做到某個程度。你可以考慮看看，先從小地方一點點地開始，然後看看效果如何。

# 密切留意睡眠、光線和黑暗的影響

每個人都知道睡眠、光線和黑暗是互相關聯的。對有雙極性類型的患者而言，這些因素關係更大。有些人能利用這些關係，透過小心管理他們的睡眠和暴露在光線下的時間來達到穩定情緒的效果。然而，如果你知道這所涉及的問題範圍，你可能會覺得它對你有非常不尋常的影響，或甚至奇特的影響。最重要的是，你可能會覺得這對你的正常生活會造成很多限制。因此，我想先和你談一談腦部的生理特質，這會幫助你了解為什麼控制睡眠是這麼重要。這也可以幫助你了解為什麼自己目前的生活方式可能不是這麼正常，以及為什麼你可能需要和現代西方社會中不太一樣的睡眠模式、活動以及接觸光線的時間。

## 睡眠不只有好處，而且是最基本的東西

我們為什麼要睡覺？大約一世紀之前，一位睡眠學家回答說：「因為如果你不睡覺，你就會覺得很睏。」這句話不只顯示他的幽默，同時也表達出他對於睡眠需求所知非常有限的挫折感。最近，睡眠學家已發現：睡眠和學習有關。如果研究對象接受訓練去執行一項新的任務（例如，玩新的電腦遊戲），並在睡一覺之後再進行測試，他們的表現比另一組沒有睡覺且必須等待同樣長的時間才接受測試的自願者來得更好。

臨床經驗亦顯示，睡眠與健康有關，尤其是精神健康。患有雙極性疾患的人在睡眠嚴重不足時會有躁狂或輕躁狂發作的情形。換句話說，睡眠不足會導致躁狂傾向（pro-manic），促使患者趨向躁狂發展。相反情況亦然：睡太多則與憂鬱症有關。研究者已證明，如果你在清晨四點喚醒一位憂鬱症患者並讓他一直醒著，他那一天的情緒都

會有所改善（不幸的是，如果他又睡著了，之後情緒又會惡化，所以這不是長期可行的解決方法）。因此，適當的睡眠時間，即對大部分人而言一天八小時，似乎有穩定情緒的效果。就某些人而言，這有很強烈的效果。好消息是，只要維持固定的睡眠時間你就可以讓自己情緒極為穩定。但壞消息是，有時候你必須因為工作、人際關係，或只是因為跨時區旅行的緣故引發睡眠不規律而情緒變得不穩（到目前為止，我們人類在演化歷史上還沒有經歷過與太陽接觸關係的劇烈變化！）。

睡眠與情緒穩定之間到底有什麼關聯？到目前為止仍是未知。這是未來十年中很值得觀察的課題，而我希望，答案會出現。好，有關睡眠管理對管理情緒症狀很重要這方面已經談得夠多了。為了了解之間的關聯，你必須多了解一點自己的生理時鐘是如何運作，因為它強烈決定你的睡眠模式（你一定有過這樣的經驗——你為了出門旅行而必須早上四點起床忙來忙去，最後到了平常自己規律的起床時間時，你已經完全清醒了）。

## 你的生理時鐘

你的身體有很多種生理節奏，睡眠只是其中之一。當你覺得餓時、當你想要去跑步一下（這出現在每天差不多同樣的時間，不是嗎？）、當你的體溫升高又降到最低時——這些都是由你腦中的一個時鐘決定。從對動物的研究中，我們甚至知道這個時鐘在你腦部的確實位置。它就位於你腦部中央，一個名為下視丘（hypothalamus）的組織中；從演化的觀點而言，這完全不出所料。

下視丘是你整個身體的主要腺體，決定多種荷爾蒙的分泌。在生理時鐘的控制下，這些荷爾蒙的濃度每天都會有所改變。顯示這個時鐘的力量最有力的例子是，一種所謂四十八小時快速循環週期的雙極性變異。這類型的患者會有一天的躁狂，一天的憂鬱，週而復始，每二十四小時就會轉變一次（我有兩位這樣的病人，其中一位能在幾星期前預知自己哪一天會有躁狂或憂鬱，並依照自己的情況去安排工作上的會議時程！）。研究顯示，這些患者的荷爾蒙會隨著他們的情緒上上下下。這些荷爾蒙濃度的曲線圖看起來就像是手風琴的皺摺一樣（一天上、一天下，然後又一天上、一天下，以此類推），只有在加入情緒穩定劑時，曲線才會變平（請到我網頁上的 Notes 頁面去看看這些圖表）。

這份研究顯示，生理時鐘對雙極性疾患有很強烈的影響。從臨床經驗看來，這一點都不意外。當患者有躁狂時，他們的生理時鐘就不正常。他們的身體似乎不會在夜間自然轉換到睡眠模式，而可能一整夜都處於日間的活動模式中（這實在讓醫院的夜班照顧人員感到很失望，否則他們應該可以去完成許多其他工作或甚至睡上一覺）。比較不明顯、但同樣時間錯置的是處於憂鬱狀態的雙極性患者之經驗，他們一整天都會覺得自己像處於睡眠模式中，在二十四小時當中可以睡上十六個小時或甚至更多。這種情形可以持續好幾天，有時好幾個星期，偶爾也會持續好幾個月。想想看，如果你有這種情形，卻不知道自己患有雙極性疾患，你會作何感想。如果你的家人、朋友或同事對雙極性疾患一無所知或根本不了解這種疾病，想想看他們會有何種想法。從個人的痛苦經驗中，你可以知道別人會對這種情形作何詮釋（他們可能會說你很懶惰、一點進取心都沒有、完全不尊重別人等等）。

因此，生理時鐘多多少少與雙極性疾患症狀的形成有強烈的關係。還好，對於生理時鐘到底出了什麼問題，我們已經開始有一點點線索，而這一次得到這線索的來源不是透過研究團體對細胞和分子進行的研究，而是一項治療經驗。為了明白這項治療以及它對於雙極性疾患有何意義，你必須對生理時鐘的特性有更多了解。

## 很抱歉，老兄！你的鐘慢了

大部分人的生理時鐘需要花二十五小時去完成一週期，而不是二十四小時！這是一個有趣實驗所得到的發現。一群大學生被告知，他們可以得到所需的食物、可以有娛樂、電話以及住宿——如果他們願意過幾個星期完全沒有任何自然光和時鐘的生活。這些實驗中，有些是在地下洞穴進行。自願者自己在那裡大約兩個星期，他們可以完全依照自己的意願去決定什麼時候要進食、看電視或玩電動遊戲、開燈、關燈和睡覺。實驗發現，大部分實驗者每天醒著活動的時間都比前一天多一個小時。因此，在十二天之後，即時間往後移了十二個小時之後，他們在實際的白天睡覺和在實際的夜間起來活動！以一天一小時的速率，他們完全轉移到一個和實際時間完全相反的活動模式。從這個實驗，我們可以總結說我們每一個睡眠和醒著週期的天然生理時鐘是二十五小時，而不是二十四小時。

那麼，當我們生活在真實世界而不是在洞穴裡時，到底是什麼原因使這些自願者和我們所有的人維持一個二十四小時的生理時鐘？什麼東西使得我們體內的生理時間鎖定到地球二十四小時晝夜循環的現實上？答案是：就是那些日光和黑暗的週期。特別是早晨的光線在其中扮演重要的角色。早晨你雙眼最先看到光線的時間最能夠將我們的生理時鐘重新設定到實際時間上。如果這讓你覺得意外的話，試試看在閱讀時閉上雙眼，並對著你的檯燈看。你會發現，眼皮只擋住了一部分的光線，大部分的光線仍能直透你的視網膜，而視網膜和下視丘中的生理時鐘有直接聯繫。所以，即使你還在睡覺，腦部亦能知道早上光線什麼時候出現！

## 讓睡眠變得規律

如果你覺得下面框框中所描述的強迫黑暗方法太過嚴格的話（我所有的病人都認為如此），你還是可以利用它的普遍原則：在黑暗中

### 黑暗治療

黃昏時刻光線的消失也會影響我們的生理時鐘，即使它的影響不像清晨光線那麼強烈。對雙極性疾患患者的情緒變化而言，夜間暴露於光線中可能是一項重要的變因。在現代社會中，由於房屋和窗戶都是被遮住的，所以我們就像活在模擬的洞穴中。我們在睡覺時，雙眼可能沒有辦法看到真正的曙光，而我們晚間所使用的電燈，不只量大，更是人造光線。很少人每天能真正經驗到陽光逐漸消失，天色從黃昏轉為黑暗。大部分的人都活在延長的白天中，然後瞬間將光線熄滅，上床睡覺，並希望在幾分鐘之前才開始的完全黑暗中能夠睡著。聽起來有點奇怪，不是嗎？現代社會生活模式不都是這樣嗎？想必你家裡也是如此？

你一定在想：「我知道接下來他要說什麼了，而我不喜歡這種說法。」但是，在你做出任何結論之前，先看一下一位患者的經驗，他那快速循環的雙極性疾患症狀完全不用任何藥物治療就停止了，而且想像一下，也許用比他少一點的劑量就很適合你。

有一位患有嚴重快速循環雙極性疾患的患者在國家精神衛生研究院（NIMH）接受治療。在你看完這一章之後，可以到我的網頁上，利用這一章的 Notes 頁連結到 NIMH 的網頁上，去看看這位患者過去幾年來的情緒變化圖以及他對這項治療的戲劇性反應。你看到的情形事實上非常簡單：在 NIMH 的治療下，他的情緒變化週期在沒有任何藥物的幫助下完全停止。NIMH 到底做了什麼事？他們要求這位患


（續下頁）

規律睡眠是管理雙極性疾患症狀的重要因素。幾乎所有的雙極性患者都知道，當他們（尤其連續幾個晚上）熬夜時，情緒會變得非常不穩定。他們覺得輕躁狂的症狀慢慢爬到他們身上，例如，易怒、加速及片斷的思考。不久之後，憂鬱的症狀就會跟著來。

者每天下午六點來接受治療，讓他進到一個房間裡，那裡完全沒有電燈、電話、電視、任何其他活動或光源。他要在這房間裡待到隔天早上八點。NIMH 有提供床，但這位患者不一定要睡覺。結果這位患者的情緒週期很快就停止了，使得 NIHM 不久之後就將要求放寬一點，即讓他多待在外面四小時——到晚上十點才進到這房間。在這種十小時處於黑暗中的療法下，患者的情況持續維持穩定一年多的時間（直到圖表曲線停止點為止）。

這項「黑暗治療」對位於瑞士的另一位患有快速情緒循環週期且同時服用情緒穩定劑的患者亦有效。瑞士的學者發現，患者只接受十小時的強迫黑暗期，他的情緒週期很快就有所回應（他們稱之為十小時黑暗／休息期）。

至於你，也許一點點黑暗治療可以幫助你將所需的用藥量減少到一定的限度？到目前為止我們還不知道這種治療方式的最低劑量是多少，但它的確很便宜，不是嗎？你也許得購買一些特別厚的窗簾。或者你可以先試用黑色浴巾掛起來，看看這方法是否行得通。那小孩呢？你待在黑暗房間中十二小時的期間，小孩怎麼辦？問得好；這可能需要與其他因你的情緒變穩定而受益的人進行協商。大部分接受這項治療的人擔心的是無聊，或沒有任何事可以將他們的注意力從自己的思緒活動上轉移開來。當然，這種擔心是可以理解的。可能你必須先看看這位 NIMH 患者的情緒圖，看看他的改善是多麼快速又戲劇性，然後再準備自己去接受瑞士的十小時模式。

為了避免這種情形發生，規則睡眠時間是非常重要的。多麼無聊呀！這種想法一點吸引力都沒有，尤其對年輕人而言。或許你能夠說服自己暫時接受規律睡眠的療法（利用第 6 章中所討論的情緒圖表來記錄自己情緒的改變）。你必須很誠實地記錄一段時間才能獲得良好的實驗結果。至於要實行多久的時間，則依你自己的週期長短而定（有快速循環週期的患者很可能幾個星期內就可以測出很好的改善效果，就像 NIMH 的那位患者一樣）。關鍵在於你必須確實執行這項實驗一段夠長的時間，才能和你原本非常不穩定的睡眠習慣做比較。之後你可以判斷，這樣做是否值得。

同樣的，規律的起床時間也非常重要。我可以聽到你在說：「連週末也要我像平常一樣，早上六點半就起床？你瘋了嗎？」其實，這一點你自己可以測試一下。你可以幾個星期每天在規律的時間起床，然後幾個星期週末時晚一點起床，然後比較一下這兩段期間自己的情緒變化。如果你找不出有任何不同之處，你就不會再實行這項實驗了，不是嗎？

為了讓這些做法實際一點，試試看：從限制自己夜間暴露於光線中開始。即使這一點，很多人都覺得有困難，因為這表示大約九點以後就不可以再用電腦、看電視。有一位研究光線影響情緒的學者甚至建議，用一個燈光微調器來控制所有晚間用的電燈，逐漸將燈光調暗。至少你可以給浴室燈裝一個微調器，這樣你就不需要晚上十點半打開刮鬍燈來刷牙！因為這會傳送錯誤訊息給你的下視丘，明白嗎？

你不需要下午六點就強迫自己進到一個黑暗房間才能達到這些效果。你可以晚上九點就開始逐漸將燈光調暗，晚上十點完全熄燈上床睡覺，早上在固定的時間起床。對於冬天就固定情緒不好的人，有一種稱為曙光模擬器（dawn simulator）的儀器可以幫助他們早上更容易起床。這個儀器會逐漸點亮你床邊的床頭燈三十到四十分鐘，模擬日出時的情形。對某些人，這可以幫助他們預防憂鬱症出現（欺騙你的下視丘，讓它認為現在還是七月！）。這種儀器比光治療中所使用的人造光箱（light box）好用，因為你醒來時，治療就結束了；而且也便宜很多。有關曙光模擬器的各種型號、價錢和其他詳細資訊，你可以在我網站上的 Notes 頁連結到相關網頁。

在我們結束這個話題之前，你應該知道，有兩個研究團隊曾研究過很多其他生活節律，而不只是睡眠時間。他們研究你真正睡著的時間（不只是上床的時間）、你吃第一餐的時間、你運動的時間——總共二十種不同的每日生活節律。當他們教患者努力將全部活動的節律維持在固定的時間，有這樣做的患者，他們的情緒比只接受普通治療的患者更穩定。但在這些變因中，睡眠顯然是最重要的一項，規律處於黑暗中可能是第二重要的，固定接觸晨光以及起床時間則為第三重要。我強烈建議你大約依照這個重要順序來讓自己的生活節奏變得有規律。

## 壓力管理：穩定情緒的重要因素

毫無疑問，壓力會使情緒惡化。但令人意外的是，有些人對某些壓力比別人更敏感，例如，丟掉工作、沒錢、失去所愛的人等等。一個單獨的基因可能可以解釋大半這種變異〔就像在一份名為「憂鬱症並不是一種道德上的弱點」（Depression Is Not a Moral Weakness）的論文中所描述的一樣，從我的網頁上可以連結〕。對某些人而言，童年品質與這個基因之間的交互作用會決定他們對生活壓力的敏感度。

但能夠控制像丟掉工作或沒有錢這種生活壓力的人並不多；而能夠控制身體生病以及失去所愛的人這種壓力的人更少。你又不能改變自己的基因和童年。那麼對於壓力－情緒之間的關係，你又能做什麼？其實，在某些情況下，可以做的事很多。至少，你可以採用尋找一位好的認知行為治療師的這項策略〔參考我網頁的頂端「找到一位治療師／精神科醫師」（Find a Therapist/Psychiatrist）的連結〕，並尋求壓力管理方面的協助。有許多人能夠從標準的認知行為治療（CBT）中獲益（我會在第 12 章中對 CBT 進行更詳細的討論）。

這包括學習了解一些你的想法與你身體的壓力荷爾蒙之間的關係。認知治療師常常引用希臘哲學家 Epictetus 的話：「人不是受事件本身困擾，而是受他們對事件的想法所困擾。」你也許無法控制自己所面對的某些壓力，但你可以學習去控制自己對這些壓力的反應。至少大部分的人在接受 CBT 之後，都比較能夠做到這一點。

通常 CBT 亦包含一些壓力管理技巧，讓你去管理一些會將認知傳遞到防衛前線的壓力，如肌肉緊張、過度集中於憤怒想法，甚至心跳加速和冒汗：所有這些反應都可以透過像放鬆練習等標準行為技巧得以減輕。等一下——在你認為這些練習太柔性或太混淆之前，你應該知道那些練習是這個地球上幾乎一半的人日常生活的一部分。大部分宗教都強調祈禱或默想，而許多默想傳統方法重點又是放在凝聚心神上，尤其是把心神集中在自己的呼吸上。我就經常教導患者使用這些默想傳統方法中所使用的呼吸練習，但不帶任何宗教特色。這種心靈放鬆（mindful relaxation）的方法非常簡單，只要幾分鐘就可以學會，而且廣為接受，甚至我有一些病人，基本上他們不喜歡告訴任何人自己剛剛學到什麼，連他們都能夠接受這種練習（更別提他們會告訴別人自己在哪裡學到的！）。有些人可能比較偏好使用像瑜珈或太極的默想技巧，而較不喜歡使用西方 CBT 中用以處理壓力的方式。現在的研究都肯定所有這些方法。你生活中的壓力越多，就越需要這些工具。

## 限制或戒除影響心智的物質

所有雙極性疾患患者中，大約有一半的人在使用某種會影響心智的物質，而如果連各種形式的咖啡因也包含進去的話，那人數就更多了。管理症狀不一定需要完全避免這些物質，但你必須非常小心。首先我們會來看看酒精，然後再討論咖啡因、大麻，以及其他形式的街頭藥物及毒品。

### 酒精

也許你並不喜歡喝酒。也許你避免接觸酒精，因為你家裡已經有很多人有這種麻煩了。但對於其他人而言，可能會對下面這句話覺得有點驚訝：能夠管控你喝多少酒的人是你自己。真的嗎？醫生沒有告訴你，你絕對不能再喝酒了嗎？

事實上，並非真正如此。以下是我告訴我患者的事。當我們在努力想辦法控制住你的症狀時，完全不接觸酒精是聰明的做法。兩個星期？你可以撐這麼久嗎？四個星期？有些人很少喝酒，所以他們也不怎麼在意，叫他們戒酒一點都不是問題，所以他們很快就同意了。但另一些人卻瞪大眼睛看著我，好像我在問這些問題時要了他們的老命一樣。對於這些人，我會採取這種做法：只要一段很短的時間就好——基本上只要我認為他們能完全不喝酒的一段時間，即使只有二個星期而已。大部分患者能夠發現自己在這段時間內情緒有所改善。我的目的在於讓他們明白，只要他們再度開始喝酒，自己就會變得更糟。當病人來找我的時候，他們的症狀通常已經嚴重到無法看出酒精對自己疾患的週期和症狀嚴重程度有多大的影響。可是如果他們能夠想辦法度過一小段沒有酒精的日子，而我們又同時想辦法在這段時間內把他們的症狀改善一點點，那麼他們或許可以看出，即使一點點酒精也會導致睡眠中斷與情緒不穩的效果。

有些人甚至需要我一再重複保證我並沒有要求他們永遠不再喝酒，至少沒有馬上要他們這麼做。如果他們需要這樣的重複保證，幾星期後我會補充說，他們可以試試看再喝一點點酒，看看會帶來什麼情緒不穩定的效果。換句話說，我要求他們注意酒精會對我們（期待中）已經達到的成果會造成什麼反效果。然後，視這位患者的情形，我才會很溫柔卻堅定地投下這顆炸彈：大部分患者這時會發現他們可以每星期戒掉喝一杯酒，或有時兩杯酒的習慣，而且每次坐下來喝酒時可以只喝一杯酒。若喝的量比這更多，通常會導致一些他們自己可以察覺到的情緒不穩效果，尤其是如果我們在那時候已經達到能夠控制症狀的目標時。

同樣的，這樣做的目的在於分辨清楚你是那個決定自己能喝多少酒的法官。這其中的訣竅是做一位好科學家並嚴密觀察自己的結果。我承認，這種方法不是對每一個人都有效。但大部分研究指出，大約一半的雙極性疾患患者都使用酒精或毒品，所以我們多多少少一定要談及這個話題。有些人若聽到他們必須放棄一樣他們不能沒有的東西，通常就會放棄治療。所以我傾向強調讓患者自己去做決定，而且我支持他們掌管這個過程的努力——包括控制喝酒的努力〔這種方法稱為動機會談（motivational interviewing），相關詳細資訊，請參考 motivationalinterview.com〕。

人們把酒精當作對付雙極性疾患症狀的比率有多高？這點頗有爭議。你可能會認為，當患者傾向躁狂時，就會喝酒來讓自己反應變慢；憂鬱時會服用刺激藥物，讓自己振作起來。但事實上通常人們會在躁狂期服用刺激藥物，而酒則更是隨時在喝。很多人喝酒是為了對付兩種症狀：睡眠問題以及社交焦慮。酒精通常會使人的思考變慢，這又使得人更容易入睡。很不幸的是，這種效果在三到四小時之後就會慢慢消失，而這時候人會突然變得很清醒，結果更加難以入睡。酒精常常也可以降低人的焦慮感，尤其是低劑量使用（高劑量通常會使問題變得更嚴重！）。但在以上兩種情況下，酒精都會使雙極性疾患患者的情況變得更糟。

以下是我向患者所說的話，在此建議給你：

- 剛開始時讓酒精完全離開你的生活，至少幾個星期，但最好是直到你的情形已經相當好之後（不論那需要多長的時間）。
- 然後你可以試試看小心地喝一點點——但我建議剛開始時一星期最好不要超過一或兩杯，並密切觀察是否有任何情緒不穩的效果。

## 咖啡因（無論是含在可樂或咖啡中）

有情緒光譜症狀的人攝取咖啡因的理由有很多，大部分的理由就像沒有這種症狀的人一樣。但有這種症狀的人，他們攝取咖啡因的特殊理由是：想辦法在憂鬱時讓自己振作一點，或想辦法對付因藥物所造成的鎮定副作用。無論哪一種理由，咖啡因都不是理想的解決方法；但除非攝取很大的劑量，通常它不會像酒精那樣造成額外的後果。所以沒有理由需要完全戒除咖啡因，但應該要避免攝取過高劑量。我比較擔心的反而是含在汽水中的糖分。

## 大麻

對有些人而言，大麻似乎就像是「窮人的情緒穩定劑」一樣。如果他們手邊沒有別的情緒穩定劑可以用，他們似乎很容易就會吸食大麻，而不是戒掉它——至少他們是這樣告訴我的。對某些患者而言，我想這是實情，因為如果他們沒辦法從我這裡拿得到藥時，就會回去吸食大麻；但如果不需要花很大力氣就可以從我這裡拿得到藥，就會放棄吸食大麻（不幸的是，在美國很多人都會基於工作、保險或殘障的狀況而在健康保險系統中進進出出。如果你有很好的保險或很有錢的話，我們就有很好的健康照護系統）。因此，如果同時可以獲得大麻和我開的藥時，患者會比較喜歡服用我開的藥。

有關大麻的精神醫學文獻有報導過情緒穩定效果的案例，但同時亦有擔心其對動機的效應。我並不建議使用大麻。我也幾乎可以確定的是，許多規律吸食大麻的人不太可能在戒除大麻之前接受心理治療，或者獲得生活要讓他們受到的教訓。但目前，對大多數患者而言，酒精比大麻更能使症狀惡化。更糟的是一些街頭流行的刺激劑，如古柯鹼和甲基安非他命（methamphetamine）。

## 街頭流行的刺激劑

我有越來越多同事對於甲基安非他命（在奧瑞岡州，甲基安非他命比古柯鹼更普遍）的明顯長期效應感到非常憂心。我們的共同印象是，刺激劑能導致持續的激動狀態，就像煩躁不安型的輕躁狂（dysphoric hypomania）一樣，這種症狀在停藥後能夠持續上好幾年，甚至有可能永久存在（我們目前還沒有這麼長的時間可以觀察確定）。這只是臨床經驗的印象，不是學術研究結果，但這的確已經使安非他命廣泛流行的現象成為一個嚇人的問題。我懷疑有哪一個固定服用這些藥品的人會讀到這本書，但是有所愛的家人或朋友在服用安非他命的人都知道，要讓他的家人或朋友接受物質濫用治療是多麼困難的事。Al-Anon〔譯註：Alcoholics Anonymous（AA），酒癮匿名團體〕這類的自助團體有時候可能有幫助，但有時候卻不一定，得視你那個區域的團體而定。有困難的家長、兄弟姐妹或配偶應該向物質濫用治療專家尋求協助。

有些人會懷疑以刺激劑來治療注意力不足疾患可能會有某些風險，這點仍有爭議。在蒐集有關這些藥物可能的長期效果方面的證據，我們仍有困難，就像我們在觀察抗憂鬱劑的長期效果一樣，這已在第 9 章中討論過（爭議 2c）。

有些作者會在這一章中加入其他因素或策略，但我並不像其他作者一樣那麼強調物質濫用的問題。除了積極的動機會談以及有需要時尋求物質濫用治療專家的協助之外，如果患者沒有對我誠實說出他們有物質濫用行為，並在嘗試服用情緒穩定劑期間願意（或能夠）停止使用這些物質的話，一般而言我都無法成功地治療他們。因此我認為，本章中所介紹的生活管理技巧非常重要，因為這是一般有症狀的人都能很容易做得到的。配合上運動、小心管理睡眠和壓力是整體治療計畫中最基本的要務。目標在於對這些生活習慣的選擇維持很敏感的控制，而不要讓這個疾患占你生活的便宜。這是一個非常微妙的平衡做法。有時候，心理治療是值得考慮的，但只是為了幫助這個平衡過程能順利進行。然而，心理治療對雙極性疾患亦有特殊的助益，這一點我們會在下一章中探討。

CHAPTER 12

# 如何在情緒光譜的不同期間利用心理治療

許多情緒專家認為心理治療用得太少：許多人並不常明智到會去尋求心理治療。這可能歸因於這項治療本身的特質，因為與服藥相比，它需要投入更多的時間與人力，或者只是因為知道這種技巧的好治療師不容易找到。但心理治療真的有用嗎？要記住，你所獲得的任何一種治療方式——服藥、心理治療，或其他——都已證明比使用安慰劑好，因為安慰劑最多只有 30% 的效果！如果你正打算要去找一位治療師，知道這種方法比一些安慰劑有效是件值得令人放心的事。我們現在已經有幾種心理治療技巧的相關證據。

在大部分這種治療研究中，所有患者都獲得標準治療（基本上是服藥導向的治療）；實驗組則除了標準治療之外，還獲得正在研究的心理治療。其中兩種治療技巧已和服用藥物方法做直接比較，研究中的患者是被隨機指定接受藥物治療或心理治療（某些案例中則兩種都接受）。本章中我們將審視五種心理治療方式，這五種方式都已在這類研究中被證明有效。然後我們會考慮這些方式在情緒光譜中的哪一點適用，以及你可以怎麼選擇——如果你夠幸運在所居住的地區可以有不同選擇的話。最後，我們會探討你該在什麼時候開始這樣的治療（應該馬上開始，還是該等到你能夠睡好一點、能夠比較清晰思考時才開始？），以及你怎麼知道自己已經完成這些治療等話題。

## 五種有效的心理治療

在幾份大型研究中，有兩種治療重鬱症（不含雙極性類型）的心理治療已經與抗憂鬱劑互相比較測試過並證明為有效，即認知行為治療（CBT）——你在上一章已約略讀過——以及人際關係治療（interpersonal therapy, IPT）。如果你的情緒光譜偏左，而只有單極性憂鬱症，通常會推薦你這兩種治療方式。對於那些症狀在情緒光譜偏右的人，CBT 和 IPT 都已發展出針對輕躁狂、躁狂以及憂鬱症的變化類型。首先，我們來看看兩種特殊方法，稱為前驅症狀偵測（prodrome detection）和社會節奏治療（social rhythm therapy, SRT），然後再來看其他三種更綜合性的心理治療法，即心理衛生教育（psychoeducation）、針對雙極性疾患的 CBT，以及以家庭為焦點的治療（family-focused therapy）。

### 前驅症狀偵測

就如同這名字所暗示的一樣，這種療法教導患者認出哪些症狀在預警下一個情緒發作的來臨。這種技巧主要適用於情緒發作清楚且分離，而且在兩個情緒發作期之間有所謂的「正常間歇期」的患者。許多有情緒症狀的人沒有非常明朗的正常間歇期，所以會覺得這個方法難以運用。然而，下一個情緒發作期快來時都會有一些警告，特別是第一型雙極性疾患，例如：睡眠減少、思考速度加快、或衝動行為增加。這些變化可能輕微到連精神科醫師或治療師都無法察覺，但如果患者本身事前有練習去注意這些變化的話，他們本人是可以察覺得到的。這個方法是由一位很勇敢但臨床經驗非常少的研究型心理學家設計出來並測試過；在這方法中，患者自己擬定一個躁狂或憂鬱症狀的復發計畫（relapse plan），其中包括一些他們個人必須注意的症狀以及三位可供諮詢的心理衛生專家，只要症狀一有復發的跡象出現，他們就可以向這三位專業人員尋求協助。就像在此所描述的所有治療法一樣，這種治療法減低了患者躁狂或憂鬱出現的比率，可能是因為他們在問題一出現就察覺到的緣故。

## 社會節奏治療（SRT）

就像在前一章中所討論過的一樣，睡眠是重要的情緒調節器，而我們的內部生理時鐘則是睡眠的重要調節器。我們的生理時鐘似乎已牢記我們平時的日常生活節奏。你知道這如何運作的。如果你的鬧鐘每天早上都在同一個時間響起（而且你前一晚上床睡覺的時間都很規律），常常在鬧鐘響之前你就已經醒來了。你的內部生理時鐘已經學會什麼時候要醒來。同樣的（但比較不明顯），如果你常常就寢的時間都很規律，你的生理時鐘也知道什麼時間該上床睡覺。由於不規則的睡眠多多少少能造成情緒症狀，無論你做什麼事，只要能讓你的睡眠有規律並可預期，都能夠預防情緒發作期的復發。

SRT 研究專家檢視了多種日常生活節奏。在大部分研究的解釋中，他們所確定最重要的節奏看來是維持規則的睡眠模式——不只是足夠的睡眠，而且還要規律，因為這看起來是個人生理時鐘很重要的一個組織機構。在以下所介紹的三種更綜合性的心理治療法當中，都出現了對規律睡眠的強調。

## 心理衛生教育

在西班牙巴塞隆那的學者發展出一種一週一次的治療法，他們將此法運用在一個八到十名患者的團體中。這是一個為期二十一週的學程，每一週都會提出一個新的主題並在團體中進行討論。相對於另一個實驗，即與同一組患者進行二十一週非結構性的聚會（在聚會中他們故意避免教導患者任何有關雙極性疾患的知識——這一定很難），這個學程成功許多。此二十一週心理衛生教育學程包含以下的主題：

1. 簡介。
2. 什麼是雙極性疾患？
3. 原因及觸發因素。
4. 症狀（I）：躁狂及輕躁狂。
5. 症狀（II）：憂鬱及混合發作期。
6. 病程與結果。
7. 治療（I）：情緒穩定劑。
8. 治療（II）：抗躁狂劑。
9. 治療（III）：抗憂鬱劑。
10. 各種血清濃度（serum levels）：鋰鹽、carbamazepine、valproate。
11. 懷孕以及遺傳諮商。
12. 精神藥理學（psychopharmacology）vs. 替代治療。
13. 退出治療的相關風險。
14. 酒精與街頭流行藥物：在雙極性疾患中的風險。
15. 躁狂及輕躁狂發作的早期偵測。
16. 憂鬱及混合發作的早期偵測。
17. 萬一偵測到一個新的發作期，該怎麼辦？

18. 規律性（推測應和 SRT 中所強調的類似）。
19. 壓力管理技巧。
20. 問題解決技巧。
21. 結訓。

如你看到的，前面九節聚會提供了有關雙極性疾患的基本知識及其治療方式。接著是一系列特殊主題。十五到十七節的主題與前面所提到過的前驅症狀偵測類似；十八節則針對規律性的重要，這是從 SRT 而來的；十九及二十節則精簡介紹 CBT 中常用的技巧，我們下面會討論到。由於他們利用的是團體討論的方式，所以這是一個完善且有效率的課程。有趣的是，他們的結果並不比一個更個別化的方法無效——的確如此，團體方法事實上可能強化這個技巧，即透過許多人可以在團體中所經驗到的社會強化作用，例如看到別人採取新的策略而且成效很好（從我網站的 Notes 頁面上可以連結到 Bipolar Psychotherapy 這個網站，在此你可以找到有關這個課程更多的資訊以及他們的研究）。

## 認知行為治療（CBT）

這個治療方法已經有好幾十年的歷史。幾個大型研究都已證明，對於輕度到中度憂鬱症的治療，CBT 和抗憂鬱劑一樣有效（請再唸這個句子一次，這很重要，因為很多人都不知道 CBT 和抗憂鬱藥物一樣有效。下一章你會看到，運動和抗憂鬱劑一樣有效的證據）。最近亦已證明，若將一種專門針對雙極性變異的 CBT（bipolar-specific variation of CBT）加到包含藥物以及規律回精神科醫師門診的標準雙極性疾患治療中，這種新的 CBT 方式亦優於只使用標準治療。

就像這名字所揭示的一樣，CBT 是結合了兩種原本不同的治療方式。行為部分針對一個人能夠採取的具體步驟，例如規劃令人心情舒暢的活動，或採用某種放鬆技術。認知部分則審視患者在情緒發作期中的典型思考方式，並檢視這些思考方式如何滲透或深化這個情緒發作，然後引入一些可能幫助復原的替代思考方法。就像其創始者所強調的，這不是在強調積極思考，而是針對證據進行思考。這種方法教導患者一些簡單的技巧去避免一些在情緒發作期中常伴隨著出現的高度非理性想法。治療師就像一位教練一樣，幫助你掌握一些認知和行為技巧。就像你學踢足球或拉小提琴一樣，這個方法非常強調練習。

針對雙極性變異的 CBT 有一些元素是標準 CBT 中所沒有的，包括強調要了解藥物的角色（就像在心理衛生教育中所強調的一樣）以及訓練患者維持規律服用藥物的習慣。另外還包括一個偵測症狀重新出現的計畫表，寫下患者該注意觀察的症狀以及他自己的反應（就像在前驅症狀偵測中所做的一樣）。此外還強調管理壓力的技巧，如問題解決技巧和溝通技巧等（這些一向是 CBT 的一部分，但如果治療目標是憂鬱症時，則焦點大部分放在思考方式上面）。

## 以家庭為焦點的治療

這種治療方式的主要研究者為 David Miklowitz 博士，他研究這種方法已有很多年。他研究的驚人成就是憑藉著耐心和勤勞達成的，因為他的一項主要研究花了十年才有成果（包括不斷改善治療方法、組織研究團體、蒐集足夠的患者及其家庭數目、進行治療、分析結果等）。他已在 *Bipolar Disorder: A Family-Focused Treatment Approach* 一書中介紹此方法，但那本書比較像一本技術手冊。有關這種治療的許多觀點，在 *The Bipolar Disorder Survival Guide* 一書中亦有介紹，這是一本寫給患者和其家屬的書，是一本很棒的書，因為基本上所有的心理治療方法都有描述。如果找不到一位能夠熟悉這些治療方法其中一種或多種的治療師，這本書是一個很好且重要的選擇。

以家庭為焦點的治療認為雙極性疾患的症狀不只影響患者本人，其他家庭成員亦直接受到這些症狀影響。此療法亦假設，家庭成員與患者互動的方式可以降低——或增加——症狀的復發性。Miklowitz 博士根據他對家人表達情緒的多年研究，為家庭彙編了一個課程，包含強調明白這種疾病本身（就在心理衛生教育治療法一樣）以及溝通技巧（就像 CBT 中一樣，但這是針對整個家庭）。

在他們最新的研究當中，這個研究團隊將 SRT 的元素整合到家庭焦點治療當中。另一種心理治療方法，稱為人際關係治療（IPT）亦被嵌進這個最新的研究以及 Miklowitz 博士所有以家庭為導向的研究當中。IPT 是一種很知名的療法，且在治療輕度至中度憂鬱症方面已被證明為和抗憂鬱劑一樣有效。這種療法把焦點放在患者的人際關係上，並嘗試改善患者與其重要親友之間的關係。你可以看到這個方法有多麼直接符合以家庭為焦點的工作。當與 Miklowitz 博士的家庭焦點治療法做整合，這些元素已經產生很強的長遠益處。

## 如果有好幾種可能，你要怎麼選擇？

這些治療法沒有被互相比較過，所以我們也不知道到底哪一種比較好。你也看到，它們之間有很多重疊之處，所以你可能無法真正做任何選擇。尤有甚之，這些治療法中，有名的方法並不多，所以如果你能做出選擇的話才叫人驚訝呢！還好，CBT 是最普遍的方法之一，且廣為許多治療師採用。即使他們沒有受過針對雙極性疾患 CBT 的訓練，但從一位認識 CBT 基本技巧的治療師身上，你已經能夠獲得很多你想要的東西。無論你和一位治療師或你的精神科醫師合作，或者自己治療自己，你都必須確定你有獲得下列的治療元素。

第一點，如果你的情緒發作期是分開的，且兩期之間有你正常的樣子（即所謂的正常間歇期），那麼前驅症狀偵測系統的某種形式非常重要。要確定你的精神科醫師、治療師，或他們二人都有幫助你擬出這樣的一份計畫表。

第二點，對雙極性疾患和藥物的角色有廣泛了解是很重要的。我希望這本書在這方面有所幫助。這本書的內容和在心理衛生教育中所介紹的知識很類似，只是我的書並沒有像巴塞隆納的團體教育模式那樣被測試且證明為有效。如果他們的治療手冊有英文版，可能會是很有用的資源；與你的治療師或精神科醫師仔細閱讀這本手冊一遍就已經很接近原始的做法了。在這過渡期間，我希望我的網站會是另一個類似的資源。

第三點，規律的日常生活節奏非常重要，特別是睡眠，第 11 章中已討論過。請注意，維持這樣的規律性，尤其是保護規律的睡眠時間，你自己就可以完全做得到，且不需要花任何一毛錢。但真正去做，去維持這些節奏，則需要你自己去投入、貫徹。我有許多患者花了痛苦的代價才學會這一點，因為，若要維持規律生活節奏和避免睡眠不足，可能要對他們到目前為止的生活模式做很激烈的改變。

最後，要讓心理治療有效的最後一個重要但普遍的元素是，去管理你接受多少壓力。而這一點，就像維持規律睡眠模式一樣，需要一些犧牲，例如，不再和朋友去參加深夜聚會。這也可能需要拒絕一個要你一週工作六十小時卻很好的工作機會。替代的方案是，可以試著接下這工作，但要求上司能夠體諒，即這工作不能常常干擾到你的睡眠，因為這樣會危及你的健康和你的工作能力。重點在於，你在做決定和解釋這些決定時，你能說「不」，且能心中時時想到自己的健康。這需要很大的決心和良好的溝通技巧，而這是一位好治療師可以幫助你去學習的，但也是你自己必須去做的。在這些資源當中，我最喜歡的有：*Winning Against Relapse* 幾乎就等於是一本行為治療手冊；*Mind Over Mood* 和 *The Feeling Good Handbook*（《情緒會傷人》）是自學認知技巧很好的工具。但不要忘記，不要只是閱讀，練習才會有效！治療師能提供幫助的地方有：他／她能引導、調整和激勵你的練習。

## 什麼時候應該開始和結束？

有時候，等到嚴重症狀獲得控制後再加上心理治療似乎是最好的做法。在極度激動的情況，你很難集中精神或解釋自己的狀況。另一方面，要開始一個療程可能永遠不會太早。要找到一位好的治療師就需要一段時間，更何況好治療師的診期通常都很滿，這又會自然而然使你的治療延後。此外，太早開始沒什麼風險，除了你可能不是以最有效的方式利用有限的療程（假如你的保險或個人經濟狀況只允許你一年有固定次數的療程）。

考慮延後開始加上心理治療的另一個理由是，要確實澄清你的治療目標是什麼。

- 想要長期避免復發？
- 你在某些特殊技巧方面需要幫助，例如放鬆或自我肯定？
- 對於雙極性疾患和它如何影響你這方面，你想知道更多相關資訊？

- 在明白你正在面對的問題和該如何幫助你這方面，你的家庭是否需要協助？

將治療開始時間稍微延後可以幫助你澄清自己的目標是什麼，並幫助你去決定自己要尋求哪一種治療。

最後，如果你同時加入兩種治療，然後有改善，通常這會讓你覺得疑惑：「到底是哪一種治療才是讓我好轉的基礎？」或「我現在該停止哪一種治療才不會復發？」如果同時開始服用兩種藥物也會有同樣的困擾，所以最好一次只採取一種改變，這是有理由的（然而，有時候症狀實在非常嚴重，所以你可能採取非常激烈的手段，先同時服用多種藥物來控制住症狀）。理論上，如果你同時開始一項心理治療又試著找出哪一種情緒穩定劑比較有效時，這種困擾也會發生。通常我們只有在小心停止一種新採用的方法並嚴密觀察是否有惡化之後，才能夠釐清哪一種變因是讓你改善的最重要因素。同樣的方法也可用在停止一項心理治療上。

這又會導致另一個問題：你怎麼知道什麼時候該停止治療？這是一件棘手的事。以往，治療進行個好幾年是很平常的事。要測試這種通常建基於佛洛依德學說的治療是否有效是一件困難的事。相對而言，本章中所描述專門針對雙極性疾患的治療法都很短，而這些治療法都經過與只以藥物為基礎的療法（或對照性控制治療）作測試與比較。大部分認知行為治療師的出發點是，只要你學會並能掌握自己需要的技巧，治療就可以結束。但是，聽到要停止治療是件困難的事，你可能會覺得很驚訝，就像下面談到的情形。

大部分患者和治療師之間會發展出一種很奇怪但又很強的連結，比你能想像的強很多。如果你以前曾經和一位教練或老師密切合作過，就可能有過這樣的經驗。有時候，這個人的角色可能比生命更重要，他的讚許和對你所做的努力感到滿意對你而言會變得很重要。有一個心理學分支就是在研究這種現象，稱為依附關係（attachment relationships）。我們人會對父母形成很深的依附關係，這是正常人類經驗的一部分。我們也可能與其他人形成類似深刻的依附關係，這得視這些關係的不尋常力量而定。想想那些你認識的人當中，有些人的疾病對你會有很大的影響，尤其如果他們重病或去世的話。這當然包括你的父母，也包含你的配偶、兄弟姐妹，以及其他對你而言很重要的人，包括好友、師長或甚至相處很好的同事。在所有這些情況中，你對這些人都有依附的情感。奇怪的是，連結這些情感的精力常常似乎不成比例：這些關係本身若發生任何改變，你都會受影響，例如當這些人生病、對你生氣，或很長一段時間不在時。

在心理治療中，這類情感依附的情形也普遍存在。治療關係的改變似乎也會不成比例，尤其當你想辦法終止治療時。在終止治療時，人們會覺得他們似乎失去了很重要的連結，即使他們明白自己來此的任務已經達成。對心理治療而言，這是一種長期風險。還好，這是大部分治療師必須學著小心應付的情況之一。

另一項更不使用藥物的方法是運動，雖然技術上它應該屬於行為治療的一部分，但我擔心它太過不受重視。就像其他本章中所描述的治療方法一樣，亦有強而有力的證據證明運動是有效的情緒治療法。事實上，它重要到應該被列入每一個人的治療計畫中，但目前運動卻未獲得廣泛運用。下一章將審視其中的矛盾。

CHAPTER 13

# 運動：不是老生常談

你以前曾聽說過，運動對你的身體很好，每一個人都應該……等等。好，那就讓我們面對它吧！要做運動一定有一些非常困難的事（至少在美國文化中），因為即使每一個人都知道那很好，可是很少人能真正做得到。所以，在這一章中，我們來仔細看看，到底是什麼原因讓運動這麼困難。

顯然，運動必須持之以恆才有助益。我們的焦點在於，像你這樣的人，也許對這整個想法覺得很懷疑，怎麼樣才能做一些持久的體力活動。在回顧一些證據、障礙和益處之後，我會介紹一個很簡單的方法（不進健身房，不花一毛錢）。

## 你所聽過最好的證據

假如你心裡還在懷疑，運動是你所能獲得最聰明的情緒治療法（我還能對這個句子更加強調嗎？），有一個研究可以打破你所有的懷疑。它的結果比「運動 vs. Zoloft（sertraline）」的研究更好；後者的結果顯示，短期而言運動和抗憂鬱劑的效果一樣好，長期而言運動比抗憂鬱劑的效果更好。

在不久前的一份研究中，一個研究團隊針對一群60多歲非憂鬱症患者進行一系列測試，顯示了在做決定的標準化測試中，運動的確改善了心智技巧，但他們的研究還更進一步。就像你在本書中所讀到的一樣，我們現在知道情緒症狀如果不處理，最後常會導致腦部萎縮，尤其是與做決定相關的額葉以及與記憶有關的海馬迴（hippocampus）等大腦區域。所有有效的抗憂鬱劑似乎都能增進腦部的成長因素並逆轉，至少部分，此一萎縮趨勢。但到目前為止還沒有人能證明運動也能夠增加腦容量，就像抗憂鬱劑的功能一般。所以，Stanley Colcombe、Arthur Kramer博士和同事們測量了第二系列老人的腦容量，並發現在執行運動計畫之後他們的腦容量增大了。另一個只做伸展運動控制組的腦容量並沒有增大，且其做決定的能力亦沒有改善。如此看來，有氧運動才是關鍵。但他們到底做了多少有氧運動？

這個答案是他們的研究最重要的觀點之一：這個運動方法是走路。就這樣。一週走三次，每次四十五分鐘，六個月之後就有了這樣的改變。就像第7章中所討論過一樣，你可以服用抗憂鬱劑來逆轉與情緒有關的腦部萎縮現象，而現在，似乎只要達到某種程度的運動也可以產生同樣的變化。或許你現在終於明白，為什麼我要求每一位想要服用抗憂鬱劑的患者先出示他們計步器的結果。然而，知道運動的好處還不足以讓人去做運動。這裡所報告的只是最近的研究結果。運動對身體及心理的好處已為世人所知好幾十年了（我1987年做醫學院學生時就已經對此主題出版了一個摘要報告！）。那麼到底是什麼原因阻礙人們去做一件他們明明知道對自己有好處的事？

## 為什麼沒有更多人做運動？

我們人類是傻子！看看我們自己。我們砍掉的樹比種的還多，吃掉的魚比養的還多，燒掉的燃料比往後三、四十年可用的還多，而且還在假裝冰帽沒有融化。我們必須面對一件事：即我們不擅長於看到長期風險。相反的，我們只看到眼前的事，看到孩子的需求、老闆的期望，或那些目前我們認為需要我們去注意的事（付各種帳單、改善和鄰居的關係、打電話回家和老媽確認一下昨晚暴風過後屋頂還在——這種事情一直沒完沒了，不是嗎？）。

我們應該面對它。光憑幾週前或幾個月前（甚至幾年前）聽到別人說運動對我們很好，運動是不會規律地進到我們的生活當中。每一次，其他事情總是贏得了優先權。對做媽媽的人而言，就是先滿足家人的需求。對於負責任的好員工而言，就是要先取悅老闆或顧客。對學生而言，將面臨的考試總是最重要。明天的益處和今天要預防水壩決堤——你說哪一件事會贏？你必須有一套方法把運動放在所有的事之上，否則不可能成功。這意味著要減少阻礙或增加益處，或二者兼顧。由於我認為，在我們的社會中阻礙比較成問題，所以就讓我們先從這一點開始吧！

**減少阻礙。**要記住這三個T：time（時間）、tool（工具）和traditions（常規）。缺乏其中之一，你的運動計畫就會有問題。

1. **時間**：在美國，大部分人的時間都排得滿滿的。因此，許多人必須要改變自己的行程才能擠得出時間來做規律的運動。運動不是規律的習慣——而是額外的事。如果你能光坐在這裡並相信運動對自己很好，你也得找時間去做運動。如果我告訴你這個運動計畫其實很簡單，你可能會說，這或許行得通。
2. **工具**：你手邊已經有你所需要的東西了嗎？如果你認為自己需要一張健身俱樂部的會員證，而你又沒有，那可是個巨大的障礙。

如果你認為自己需要一部腳踏車，而你也沒有，結果也是一樣。但你一定有幾雙鞋子，對嗎？

3. **常規**：其實這個詞涵蓋的是以下幾件事：習慣、定額、規律。你不需要決定晚上要不要刷牙。你不會想：噢，我今晚好期待刷牙哦！你之所以會去刷牙是因為你總是這樣做。在我們現在的社會裡，至少這本書的讀者，你要讓運動成為一種規律。如果你要先做決定才能去運動，而不是像往常一樣的去做，那麼你會有太多機會決定先去做別的事（很有可能是先去撲滅每天的火）。

**增加益處**。理想的情況是，你可以規劃一些好玩的運動。小孩子不都是這樣做嗎？我們什麼時候不再這樣做了，而且為什麼？如果你看到一般住在市區的美國成人做什麼運動，你一定會覺得他們並不再真正認為那很好玩。如果你自己能想到一種方法同時做運動又在做很好玩的事，那可真是雙重紅利——而且你真正會這樣做的機率有多高。難道我們真的已經腸枯思竭到想不出任何方法邊運動邊享有樂趣嗎？動動你的腦筋想想看！有一種方法我覺得很有趣，有趣到我不得不告訴自己要停下來（對於我們要追求的目標，這是很好的註腳）。你知道市面上在賣多少跑步機嗎？在我們這個小鎮裡到處都是。試用看看邊跑步還可以邊戴耳機聽音樂的那種，那簡直是令人著迷！

如果你找不到任何好玩的事，那麼最好用其他方法增加益處。還有兩點：首先，你可以試著去記錄自己的進度。看到有收穫是讓很多人往前的動力。挑一個比較容易看得出改變的結果，例如速度、耐力、力氣、技巧，或在某種運動強度下的心跳速率（不要挑體重這個因素。因為要達到你的理想體重會需要一段比較長的時間，而體重若快速減少，回復的機率是 90%）。你甚至可以記錄運動本身——你做了什麼運動，做了多久——因為這對大部分人而言就是一種成就。你也可以把運動紀錄加到你的情緒紀錄表中（參考第 6 章）。我的網站上有一個哈佛情緒表的修正版，並把運動包含在內，就在首頁上。

如果你打算增加運動來幫助治療情緒症狀，你也要記錄那些症狀。如此一來，當運動量減少時，你也許會注意到自己的情緒症狀也會惡化（相信我。一定會減少的！一位前任波士頓馬拉松冠軍曾說：「你永遠不會處於最佳狀況。你不是逐漸進入狀況，就是逐漸走樣。」）。如果你又回復運動之後情緒症狀有好轉，那麼你就有直接證據證明運動的確對自己有好處。這就是很大的激勵了。

最後，如果你身邊重要的親友亦能從你的運動計畫中獲益（因為你的情緒會變好），你也可以記錄他們和你自己所得到的好處，並把這當做額外的獎賞。他們對你的態度有更好嗎？他們比較少對你生氣了嗎？但最好不要讓他們有太直接的參與，例如，讓他們督促你、當你的教練，或提醒你。長期下來，這會破壞你自己的感覺，因為你是在為自己的好處做運動，而不是為他們。他們督促太多就更會引起你的反抗，尤其如果你覺得他們有責怪你的意思時。

## 你準備好要做這個很簡單的運動了嗎？

如果你在腦中聽到「不」，那一定是來自你的腦部。我的意思是，這個「不」不會真的來自你的身體。你也許膝蓋不太好，腳有毛病，但你能想得到的任何肢體限制，這世界上某個角落都已經有人以某種方式突破了。無論你想到任何理由來阻止自己去做規律的運動都是來自你的心理，而不是你的身體。絕大部分時候，這些限制的理由都是動機（時間、金錢，或其他差不多的理由）。當然，動機並不是憂鬱症患者的強項，不是嗎？如果你有憂鬱症，你會知道煮飯就是一件很困難的事。看，即使沒有憂鬱症的人也沒有規律地運動：大部分研究都顯示，至少有一半的美國人沒有規律的體力活動（當然那些被問到而說「有」的人都是誇大事實。難道你不會嗎？）。所以，如果連他們都做不到，或不去做，那麼我們又為什麼該要求你要做得到呢？畢竟，你是那個有情緒問題的人，不是嗎？

但，諷刺之處就在這裡，而且你可以利用這個優點。你不一定需要動機！動機只是一種感覺，不是嗎？是一種傾向、一種能量和意願的狀態。但隨時隨地，人所做的和他所感覺的不一樣，對嗎？我想對孩子大吼，但我選擇等一下，冷靜一點，以輕聲但堅定的語氣說話。所以，也許你根本不需要有動機。

也許你要尋求的是一種能力，讓自己去做一些和你覺得想做的不一樣的事。這是很多人的問題，而對有情緒困擾的人更是個大問題！不要那麼衝動，並在做決定前先深思熟慮一下，這會是一件很困難的事，尤其當你的情緒正在占上風時。但你現在的情況有多糟？糟到連控制自己的行動都沒辦法嗎？對於有情緒光譜疾患的人，這是非常不尋常的。比較可能的情況是你也許發現，事實上，你可以選擇做更多運動，但你卻選擇不要這麼做。這是好消息，因為這表示，隨時，也許就在今天，你可以做不同的選擇。然後你會發現，我所建議的運動計畫是你今天就真的可以做的那種。

對於那些嚴重憂鬱的人，你們也許認為是憂鬱症在阻礙自己。你也許認為，這整個運動的計畫要等到你覺得比較好時才開始。事實上不必這樣。有一位憂鬱患者對我說：「我同意有憂鬱症時要走路是很困難的，但很多次我都強迫自己走到戶外，因為從以前的經驗我知道，回家之後我會覺得更好。」

## 這就是你的運動計畫

你也許回答說：「是的，我準備好了——但我不要做！」你就像大部分人一樣！事實上，你就像一半的美國人一樣。好吧，那我們試試另一種方法。開始囉！首先，拜託，不要再用以前的態度來想運動。你根本就沒有那樣做，所以基本上你現在就可以停止再那樣想了！用不同的方式來看待它。這個方式稱為*持久性*。如果我們很認真把運動視為健康的一部分，那麼我們就應該有長期的想法。有些運動你可能只做一陣子就放棄了——唉，那一點都不好。讓我們來找一件非常簡單又容易的事，讓你在刷牙的時候都可以做！

讓我們來想想看，有什麼運動你可以長時間重複地做又不會常常漏掉。我認為，長期以來最能贏過其他任何的事是——激勵自己——和一個朋友一起……幾乎每天……去散個步。要注意朋友這部分。這和走路部分*幾乎*一樣重要。你的朋友會在外面，即使你不是真的「很想」的時候，他（她）都還在那裡等著你。對大部分人而言，這個動機比為自己的健康益處更大。

走路有容易做到的絕對最好記錄。與哈佛大學合作的雙極性疾患治療中心的主任，Gary Sachs 博士說：「這就是你的運動計畫：走到門邊，看看你的手錶。往任何一個方向走 7 分半鐘，再走回來。一星期至少五天這樣做。」就只有這樣。我還記得他說他算過，一般美國人若這樣做，一年會減輕約 2.5 公斤（這是對於 40 到 45 歲之間或年齡更大且在開始任何運動計畫之前給醫師評估過的人所做的一般建議。所以，如果你今天就要開始這樣做，那麼你可能要先和醫生約個診。要警告你注意有關*走路*的事我覺得似乎有點奇怪，但這就是美國）。

我常告訴我的病人，他們不必告訴任何人（除了和他們一起走路的同伴）有關他們運動的事，因為他們不需要家人或朋友充滿希望的期許所帶來的額外壓力。你知道我說的是什麼？假設你告訴他們你開始執行一項運動計畫，他們就會看你有沒有做到。然後如果你沒有做到時，你一定會得到一些批評或責備的眼光。對於別人命令你要做什麼你會心懷憤恨，所導致的結果是：好吧，今天不去走路了！所以想辦法保持緘默：就告訴他們你要去散個步，大約十五分鐘後就會回來。今天能做到這樣就可以了。

## 先犒賞自己

市面上有一系列的書教人如何致富，書名叫《富爸爸，窮爸爸》（我怎麼都抓不住那個訣竅。這本書不太考慮到每一個人都想辦法要致富的社會後果，這真是太糟糕了）。不管怎麼樣，這本書裡有一個很棒的主意：先犒賞你自己。這本書的作者說，你不能在付完電費帳單、瓦斯帳單、保險帳單等等之後才來存錢，你要先把錢存起來！等一下，你說，萬一在月底時我沒有錢來付任何基本的帳單，怎麼辦？喔，作者說，這樣做讓你看到：你若不是要減少支出，就是要賺更多錢——無論哪一種方法，你已經對自己的未來踏出最重要的一步。

很有趣的想法，你不覺得嗎？這句話讓我覺得，這和我們平常負責任的處理金錢方式剛好相反。要注意，最關鍵的想法在於給你的未來最大優先權，讓它位於最上面的位置。假設事情剛好相反，每天的事務對你而言比較明顯——畢竟，瓦斯公司的帳單就躺在桌上——所以你就每個月冒著不為自己的將來投資的風險。

你會看到，這個想法可以怎麼樣應用到你的運動上：如果要先顧好其他每一個人的需求才能顧及投資你的將來，那麼每一天，你的長期需求都會被推到整個清單的最後面，推到其他比較看得到、比較立即需求的長串清單後面。這和你的經驗不是很接近嗎？如果你先犒賞你自己的話，會發生什麼事？難道其他人的需求，甚至孩子們的需求長期而言比你的身體和情緒健康更重要嗎？要知道，如果你自己都自身難保的話，你就不可能真正好好地幫助他們。

## 說與做之間

你可能懷疑我真的有做到我建議你的事。事實上，有的，雖然我的生活比你的好管理。做自己的老闆的確有很大好處（雖然有人對我說：「做自己的老闆讓你可以選擇一週有哪八十小時要工作。」）。上個星期，就在我寫這一章的時候，我每一天都做不同形式的運動。一般而言，每天我一開始就先規劃今天什麼時候、什麼地點、要做些什麼運動：騎腳踏車上班、快速往上游划船、上踢踏舞課——也許今天的計畫是，在做其他事之前先在跑步機上跑一會兒。每一天——找點樂趣。現在，把書放下來，走到大門邊，打開門，往外走一步。

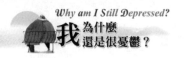

CHAPTER 14

# 家人和朋友能如何幫忙

第一型雙極性疾患，因為有著完全躁狂期的潛在性以及患者常常完全缺乏病識感，所以對「重要他人」（significant others, SOs）而言，像家庭成員、情侶、朋友等會造成很大的挑戰。在第 12 章中所提及的 Miklowitz 博士的書 *The Bipolar Disorder Survival Guide* 就是以第一型雙極性疾患以及它的挑戰為導向。同樣的，bpso.org（bipolar significant others 的縮寫）這個網站和許多其他網站都給家人、朋友提供很好的利用資源。對於那些情緒症狀位於情緒光譜中央區域的患者，這些資源對其家人及朋友仍然非常有幫助，所以我把它們建議給你，尤其是 bpso.org 這個網站。但萬一你所愛的人患有的雙極性疾患是比較複雜的類型，這挑戰有什麼不一樣嗎？就像你從本書已知道的，在各種情緒光譜類型的患者身上，憂鬱症的症狀占主導地位，但其他症狀也會出現：如復發、激動、失眠或易怒等等。你應如何面對這些情形？

考慮到有些本身有情緒症狀的讀者會看到這本書，在此我只列出五個重要觀念的大綱（以及如何與醫師配合的一些想法）。對於重要他人，我建議你們看一個不適合放到本書中但更為詳細的版本：只要到我的網站 psycheducation.org/notes.htm 的 Notes 頁面上，點到第 14 章的連結，你就可以看到這些原則的完整版，幾乎和本章一樣長。

從本章的這裡開始，我訴求的對象是「重要他人」。當然，如果你是有情緒症狀的那一位，我完全尊重你。也許你想知道我告訴他們什麼！沒關係，就看下去吧！

一般的策略是，最重要的事莫過於知道很多你所愛的人面對的問題，因此也包括你自己正面對的問題。我希望這本書和我所提供的一些連結有所幫助。不要忘記，最重要的步驟是盡力去明白事情的狀況。

現在，讓我們來看看我做為一位治療師和開藥方者所採取的方法——因為就某種重要方法而言，你所扮演的角色和所面對的挑戰是類似的。況且，這些想法當中，大部分即使不直接矛盾，也很不尋常，通常你自己是不會想到的。你可以從經驗中學到教訓——但也許我能幫你省點力氣。

## 首先，不要造成任何傷害

我們在醫學院時，他們就是這樣教我們的。他們說，在很多情況下，你可能沒辦法幫得上忙；但至少，你在想辦法幫忙時，不要把情況弄得更糟。作為重要他人，你怎麼會有可能把情況弄得更糟的風險？其中最常見的一種方法就是判斷。這是很正常的，人自然而然會做的事；我們的腦部就是為此而造的。但以判斷思想作為行動的基礎會對你需要維持的關係造成傷害，或者你會忽略掉日常的問題。

## 不要做任何事，坐在那裡就好了

你一定知道這句話：「別光坐在那裡，做點事情嘛！」當你所愛的人心情不好時，通常你會想做點事情，因為你想阻止這種情況：你試著讓他們冷靜下來，告訴他們事情總會好轉，指出事情美好的一面，幫助他們把注意力轉移到其他事上。但做為一位治療師，通常我們最好讓那些情緒就留在那裡，這樣我們比較能夠觀察。甚至更重要的是，當我這樣做時，我的病人會明白，有這些感覺是可以接受的，可以體諒的，不像它看起來那麼可怕；而且當這些情緒在占有他們時，即使他們情況非常的糟，還是會變得比較能夠管理這些情緒。有這些情緒就變成很能接受的情況。這亦可以幫助我們不要傳遞以下的訊息：「不要有那些感覺。停止擁有那些感覺。我無法處理這些感覺。」試著坐在那裡並仔細聆聽，而不是做任何事，然後看看情況如何。

## 不要命令，而是請求：要合作

你想要別人增加或減少某種行為，但每一次你一推，就會得到一個反作用力。另一種方法強調的是合作，並開始認識你所愛的人想要透過這些行為達到什麼目的，然後再比較你所希望的是什麼。如果你們能找到共同的基礎，合作就會比較容易。例如，把重點放在強調減少易怒的行為，而不是放在服用某種藥物上，這樣做可以把你們變成一個團隊。

## 設定界限

你想長期維持這份關係。所以，你最好確定你的方法能夠持久。想想看你這些年來所做的事。你能持久嗎？你能在他們感到痛苦時做一個好聆聽者嗎？你能針對每一個危險狀況做第一個反應的人嗎？在網站上的版本，我們審視了「拼被模式」，即你只是很多小布片中的一片，所以如果你偶爾沒辦法出現時，你所愛的人還是很溫暖，不會冷到。我們也想到我導師的座右銘：「不要自己擔心」，並且看看如何發展出一些安全計畫給需要的人——但要在他們有需要之前！

## 病識感的問題

對於那些已經知道自己有情緒問題的人而言，這本書很不錯。但對於那些不知道自己有問題的人呢？你該如何面對那些重複出現易怒期和破壞性行為，而你的重要親友卻不認為這是特別的問題？或如何面對不願意尋求協助的人？有關嚴重心理疾病這個主題，除了 *I'm Not Sick, I Don't Need Help* 這本書之外，還有其他更好的嗎？這是去學習「改變的階段」和「動機引導」的時候了，二者都是為物質濫用而發展的。主要的觀念在於看出這個人有改變的意願（每個人都至少有那麼一點點），並將你的策略配合那種意願程度，剪裁合身。

最後，萬一你所愛的人的醫師不鼓勵你涉入的話，怎麼辦？至少，你可以提供資訊（電話留言、e-mail、郵寄信件）。很多人不知道他們可以隨時留言給醫師。在索取病患資料時才需要拿一張需患者簽名同意的表格。所以，如果妳覺得丈夫不願意告訴醫生他目前有什麼問題，妳可以在醫師的電話中留言，或寫個小紙條給他。這樣做時請小心。要記得第 6 章中提及和醫師合作的事：這也是一份需要長期照顧的關係。如果有疑慮，就問醫師他是不是不喜歡你這樣做。要記住，要讓你自己派得上用場，提供有效的資源（有許多資訊醫師都用得到，卻沒有時間和力氣去蒐集），而且你比較能夠找到一個開放的溝通管道。

# Concluding Thoughts
# 結語

你也許已經差不多看完這本書了。我希望你不會覺得受不了——有這麼多重要的事要討論。不要忘了，在 psycheducation.org/notes.htm 這個網站上我放了更詳細的資訊、參考資源和連結網址。在此，我們快要進入尾聲。在你離開之前，我還有幾句話。在我們所檢視過的這麼多主題中，還有一個需要考慮（好吧，事實上，至少還有二十個；但我總得有結束話題的時候，對吧？許多其他的話題在我的網站上都有提及）。你必須要明白，如果你還沒準備好的話，要接受一種像情緒光譜這類的疾病會是一個很漫長且艱辛的過程。這些疾病會限制你的自由，需要服用各種有嚴重副作用的藥物，並造成一些很難被視為症狀的症狀。你心裡一定一直在想：這種病會長年跟著我嗎？

我一直把這個話題延到書的最後才提。只是想辦法幫助你認識雙極性疾患這種病，而這個任務比幫助你學著去接受這疾病要簡單多了。但總有一天，你必須把情緒問題從*那種病*變成*你的病*。當我第一次看到這個詞時，我以為那只是詞語轉換，以便我可以在本章中使用。但每一次我在寫這個詞時，我都愣了一下。最後我終於明白：就像我的病人曾經告訴我的，把一種疾病從你所知道的抽象觀念轉換成一個你知道已經存在於自己身上的病並去接受它，是極為困難的事。對大部分人而言，這像一個過程一樣，常常可能花上好多年，必須經過很多困難的階段。有些人可能會暫時（或永遠）否認他有情緒問題。他們可能會生氣自己是因為透過基因或壓力（或更抽象而言，透過神或父母）才得到這種病。對於要控制自己的症狀，他們可能覺得無法承受或被擊敗。即使不處於憂鬱發作期中，他們會經歷許多個悲傷的階段並覺得受這病的折磨而感到痛苦。

譬如，想像一下你才剛剛和配偶分手；或在電視插播廣告時你會痛哭失聲；或你發現自己一直不停擔心一個基本上已經結束的專案，卻又沒辦法不想它。很多人發現自己在問：「這到底是我自己，還是我的情緒狀況？這是症狀嗎？或者只是一些每個人都會做、感覺或想的事？」本書前幾章所呈現的模式可能讓你想到，在正常和症狀之間根本沒有明顯的分界。但顯然，這不是那個問題的答案；的確，這只會讓整個撲朔迷離的情況變得更困難，對嗎？

治療可以對這個問題有所幫助。要知道這到底是怎麼回事，最簡單的方法就是控制住你的情緒症狀。理想的情況是，你會達到一種狀況，即你不再有任何情緒或精力的週期。到那個時候，無論你看到的是什麼，那個很可能就是你自己。在這段期間，我會告訴有嚴重症狀或明顯情緒週期的患者避免做任何重大計畫、決定或重要判斷。例如，我希望在這段時間內大家要避免做出類似以下的結論：「我老媽沒望了，我根本沒辦法和她溝通」或「我恨我的工作」。你要盡量控制自己不要有這樣的想法。在治療的開始階段，這一點特別重要，因為那時候患者能在相當短的時間內有所改善；他們會發現，對於自己所面對的問題和決定，他們可以有更穩定、更寬廣的視野。

一般而言，你必須知道，接受長期情緒問題的真實狀況是需要時間的。你可以把自己的挫折感表達出來並把這個挑戰寫在日記中，告訴教堂裡的輔導人員、治療師以及你的精神科醫師〔如果他（她）給你時間這麼做的話〕，這會對整個過程有所幫助。請注意，我在那個句子中沒有提到家人、朋友、同事。你會發現不要讓他們知道你的挫折感是很聰明的選擇。如果你有常常以聽起來像抱怨的事情去煩死他們的話，想辦法把他們當作比較正面的支持角色。

任何寫書的人都希望別人能夠真正從頭看到尾。在寫上面那幾句話時，我在想像一位讀者，比如你，並且我已經和他一起經驗這一切。所以我正在想像你，而我很感激你花時間和精神看完這本書。

在要將本書帶到尾聲之際，我想像在你走之前，我要對你說幾句話。首先，我想對你表達遺憾之意，因為你的情緒問題這麼嚴重，使得你必須看這本書。我的病人已經告訴我那是多麼困難的事。其次，你能夠明白，我希望這本書對你或那些你很看重他們的支持者有所幫助。最後，願你的症狀會減輕，並且願你能找到更多力量去容忍或接受一些看起來似乎不會改變的事。

Selected References

# 精選參考文獻

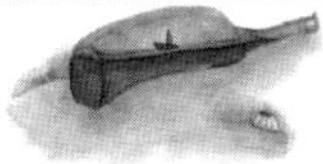

## CHAPTER 1：了解情緒光譜以及它能如何幫助你

Akiskal, H. S., and G. Mallya. "Criteria for the 'Soft' Bipolar Spectrum: Treatment Implications." *Psychopharmacol Bull* 23, no. 1 (1987): 68–73.

Benazzi, F. "Bipolar II Disorder and Major Depressive Disorder: Continuity or Discontinuity?" *World J Biol Psychiatry* 4, no. 4 (Oct. 2003): 166–71.

*Diagnostic and Statistical Manual of Mental Disorders*, 4th ed. Washington, D.C.: American Psychiatric Association, 2000.

## CHAPTER 2：你「有點雙極性」嗎？——認識輕躁狂

Benazzi, F. "Mixed States in Bipolar II Disorder: Should Full Hypomania Always Be Required?" *Psychiatry Res* 172, no. 3 (July 15, 2004): 247–57.

Judd, L. L., H. S. Akiskal, P. J. Schettler, W. Coryell, J. Endicott, J. D. Maser, D. A. Solomon, A.C. Leon, and M. B. Keller. "A Prospective Investigation of the Natural History of the Long-Term Weekly Symptomatic Status of Bipolar II Disorder." *Arch Gen Psychiatry* 60, no. 3 (March 2003): 261–69.

## CHAPTER 3：沒有躁狂也沒有輕躁狂？——認識「軟性」雙極性疾患

Maskall, D. D, R. W. Lam, S. Misri, D. Carter, A. J. Kuan, L. N. Yatham, and A. P. Zis. "Seasonality of Symptoms in Women with Late Luteal Phase Dysphoric Disorder." *Am J Psychiatry* 154, no. 10 (October 1997): 1436–41.

Praschak-Rieder, N., M. Willeit, A. Neumeister, E. Hilger, J. Stastny, N. Thierry, E. Lenzinger, and S. Kasper. "Prevalence of Premenstrual Dysphoric Disorder in Female Patients with Seasonal Affective Disorder." *J Affect Disord* 63, no. 1–3 (March 2001): 239–42.

## CHAPTER 4：形成你的診斷

Geller, B., B. Zimerman, M. Williams, K. Bolhofner, and J. L. Craney. "Bipolar Disorder at Prospective Follow-up of Adults Who Had Prepubertal Major Depressive Disorder." *Am J Psychiatry* 158, no. 1 (January 2001): 125–27.

Ghaemi, S. Nassir, C. J. Miller, D. A. Berv, J. Klugman, K. J. Rosenquist, and R. W. Pies. "Sensitivity and Specificity of a New Bipolar Spectrum Diagnostic Scale." *J Affect Disord* 84, no. 2–3 (February 2005): 273–77.

Goldberg, J. F., M. Harrow, and J. E. Whiteside. "Risk for Bipolar Illness in Patients Initially Hospitalized for Unipolar Depression." *Am J Psychiatry* 158, no. 8 (August 2001): 1265–70.

Phelps, J. R. "Agitated Dysphoria After Late-Onset Loss of Response to Antidepressants: A Case Report." *J Affect Disord* 86, no. 2–3 (June 2005): 277–80.

## CHAPTER 5：還有什麼可能？排除類似雙極性疾患的病狀

Barlow, D. H., J. M. Gorman, M. K. Shear, and S. W. Woods. "The Comorbidity of Bipolar and Anxiety Disorders: Prevalence, Psychobiology, and Treatment Issues." *J Affect Disord* 68 no. 1 (February 2002): 1–23.

Cole, D. P., M. E. Thase, A. G. Mallinger, J. C. Soares, J. F. Luther, D. J. Kupfer, and E. Frank. "Slower Treatment Response in Bipolar Depression Predicted by Lower Pretreatment Thyroid Function." *Am J Psychiatry* 159, no. 1 (January 2002): 116–21.

Freeman, M. P., S. A. Freeman, and S. L. McElroy. "The Comorbidity of Bipolar and Anxiety Disorders: Prevalence, Psychobiology, and Treatment Issues." *J Affect Disord* 68, no. 1 (February 2002): 1–23.

Geller, B., B. Zimerman, M. Williams, M. P. Delbello, J. Frazier, and L. Beringer. "Phenomenology of Prepubertal and Early Adolescent Bipolar Disorder: Examples of Elated Mood, Grandiose Behaviors, Decreased Need for Sleep, Racing Thoughts and Hypersexuality." *J Child Adolesc Psychopharmacol* 12, no. 1 (Spring 2002): 3–9.

Gitlin, M., L. L. Altshuler, M. A. Frye, R. Suri, E. L. Huynh, L. Fairbanks, M. Bauer, and S. Korenman. "Peripheral Thyroid Hormones and Response to Selective Serotonin Reuptake Inhibitors." *J Psychiatry Neurosci* 29, no. 5 (September 2004): 383–86.

Prior, J. C., Y. Vigna, D. Sciarretta, N. Alojado, and M. Schulzer. "Conditioning Exercise Decreases Premenstrual Symptoms: A Prospective, Controlled 6-Month Trial." *Fertil Steril* 47, no. 3 (March 1987): 402–8.

Scheffer, R. E., R. A. Kowatch, T. Carmody, and A. J. Rush. "Randomized, Placebo-Controlled Trial of Mixed Amphetamine Salts for Symptoms of Comorbid ADHD in Pediatric Bipolar Disorder After Mood Stabilization with Divalproex Sodium." *Am J Psychiatry* 162, no. 1 (January 2005): 58–64.

Steege, J. F., and J. A. Blumenthal. "The Effects of Aerobic Exercise on Premenstrual Symptoms in Middle-Aged Women: A Preliminary Study." *J Psychosom Res* 37, no. 2 (1993): 127–33.

Thys-Jacobs, S., P. Starkey, D. Bernstein, and J. Tian. "Calcium Carbonate and the Premenstrual Syndrome: Effects on Premenstrual and Menstrual Symptoms." *Am J Obstet Gynecol* 179, no. 2 (August 1998): 444–52.

## CHAPTER 7：從哪裡開始：選擇治療的指導方針

Chlebowski, R. T., S. L. Hendrix, R. D. Langer, M. L. Stefanick, M. Gass, D. Lane, R. J. Rodabough, M. A. Gilligan, M. G. Cyr, C. A. Thomson, J. Khandekar, H. Petrovitch, and A. McTiernan; WHI Investigators. "Influence of Estrogen Plus Progestin on Breast Cancer and Mammography in Healthy Postmenopausal Women: The Women's Health Initiative Randomized Trial." *JAMA* 289, no. 24 (June 25, 2003): 3243–53.

## CHAPTER 8：情緒穩定劑：藥物治療的核心成分

Bauer, M. S., and L. Mitchner. "What Is a 'Mood Stabilizer'? An Evidence-Based Response." *Am J Psychiatry* 161, no. 1 (January 2004): 3–18.

Nemeroff, C. B., D. L. Evans, L. Gyulai, G. S. Sachs, C. L. Bowden, I. P. Gergel, R. Oakes, and C. D. Pitts. "Double-Blind, Placebo-Controlled Comparison of Imipramine and Paroxetine in the Treatment of Bipolar Depression." *Am J Psychiatry* 158, no. 6 (June 2001): 906–12.

## CHAPTER 9：在考慮使用抗憂鬱劑時應該知道的事

El-Mallakh, R. S., and A. Karippot. "Use of Antidepressants to Treat Depression in Bipolar Disorder." *Psychiatr Serv* 53, no. 5 (May 2002): 580–84.

Ghaemi, S. N., D. J. Hsu, F. Soldani, and F. K. Goodwin. "Antidepressants in Bipolar Disorder: The Case for Caution." *Bipolar Disord* 5, no. 6 (December 2003): 421–33.

Ghaemi, S. N., M. S. Lenox, and R. J. Baldessarini. "Effectiveness and Safety of Long-Term Antidepressant Treatment in Bipolar Disorder." *J Clin Psychiatry* 62, no. 7 (July 2001): 565–69.

Gijsman, H. J., J. R. Geddes, R. M. Rendell, W. A. Nolen, and G. M. Goodwin. "Antidepressants for Bipolar Depression: A Systematic Review of Randomized, Controlled Trials." *Am J Psychiatry* 161, no. 9 (September 2004): 1537–47.

Goldberg, J. F., and C. J. Truman. "Antidepressant-Induced Mania: An Overview of Current Controversies." *Bipolar Disord* 5, no. 6 (December 2003): 407–20.

Wehr, T., and F. K. Goodwin. "Tricyclics Modulate Frequency of Mood Cycles." *Chronobiologia* 6, no. 4 (October–December 1979): 377–85.

Winsberg, M. E., S. G. DeGolia, C. M. Strong, and T. A. Ketter. "Divalproex Therapy in Medication-Naive and Mood-Stabilizer-Naive Bipolar II Depression." *J Affect Disord* 67, no. 1–3 (December 2001): 207–12.

## CHAPTER 10：控制因藥物或其他原因造成的體重增加

Hoeger, K. M., L. Kochman, N. Wixom, K. Craig, R. K. Miller, and D. S. Guzick. "A Randomized, 48-week, Placebo-Controlled Trial of Intensive Lifestyle Modification and/or Metformin Therapy in Overweight Women with Polycystic Ovary Syndrome: A Pilot Study." *Fertil Steril* 82, no. 2 (August 2004): 421–29.

Morrison, J. A., E. M. Cottingham, and B. A. Barton. "Metformin for Weight Loss in Pediatric Patients Taking Psychotropic Drugs." *Am J Psychiatry* 159, no. 4 (April 2002): 655–57.

## CHAPTER 11：改變某些生活方式就可以減輕症狀

Barbini, B., F. Benedetti, C. Colombo, D. Dotoli, A. Bernasconi, M. Cigala-Fulgosi, M. Florita, and E. Smeraldi. "Dark Therapy for Mania: A Pilot Study." *Bipolar Disord* 7, no. 1 (February 2005): 98–101.

Frank, E., D. J. Kupfer, M. E. Thase, A. G. Mallinger, H. A. Swartz, A. M. Fagiolini, V. Grochocinski, P. Houck, J. Scott, W. Thompson, and T. Monk. "Two-Year Outcomes for Interpersonal and Social Rhythm Therapy in Individuals with Bipolar I Disorder." *Arch Gen Psychiatry* 62, no. 9 (September 2005): 996–1004.

Voderholzer, U., G. Weske, S. Ecker, D. Riemann, H. Gann, and M. Berger. "Neurobiological Findings Before and During Successful Lithium Therapy of a Patient with 48-Hour Rapid-Cycling Bipolar Disorder." *Neuropsychobiology* 45, Suppl. no. 1 (2002): 13–19.

## CHAPTER 12：如何在情緒光譜的不同期間利用心理治療

Colom, F., E. Vieta, A. Martinez-Aran, M. Reinares, J. M. Goikolea, A. Benabarre, C. Torrent, M. Comes, B. Corbella, P. Parramon, and J. Corominas. "A Randomized Trial on the Efficacy of Group Psychoeducation in the Prophylaxis of Recurrences in Bipolar Patients Whose Disease Is in Remission." *Arch Gen Psychiatry* 60, no. 4 (April 2003): 402–07.

Perry, A., N. Tarrier, R. Morriss, E. McCarthy, and K. Limb. "Randomised Controlled Trial of Efficacy of Teaching Patients with Bipolar Disorder to Identify Early Symptoms of Relapse and Obtain Treatment." *BMJ* 318, no. 7177 (January 16, 1999): 149–53.

Rea, M. M., M. C. Tompson, D. J. Miklowitz, M. J. Goldstein, S. Hwang, and J. Mintz. "Family-Focused Treatment Versus Individual Treatment for Bipolar Disorder: Results of a Randomized Clinical Trial." *J Affect Disord* 82, no. 3 (November 1, 2004): 343–52.

## CHAPTER 13：運動：不是老生常談

Babyak, M., J. A. Blumenthal, S. Herman, P. Khatri, M. Doraiswamy, K. Moore, W. E. Craighead, T. T. Baldewicz, and K. R. Krishnan. "Exercise Treatment for Major Depression: Maintenance of Therapeutic Benefit at 10 Months." *Psychosom Med* 62, no. 5 (September–October, 2000): 633–38.

Colcombe, S. J., A. F. Kramer, K. I. Erickson, P. Scalf, E. McAuley, N. J. Cohen, A. Webb, G. J. Jerome, D. X. Marquez, and S. Elavsky. "Cardiovascular Fitness, Cortical Plasticity, and Aging." *Proc Natl Acad Sci* U.S.A. 101, no. 9 (March 2, 2004): 3316–21.

國家圖書館出版品預行編目資料

我為什麼還是很憂鬱？了解第二型雙極性疾患以及軟性雙極性疾患
／Jim Phelps 著；陳信昭等譯 .
-- 初版 . -- 臺北市：心理 , 2009.06
面；　公分 .--（心理治療；114）
參考書目：面
譯自：Why am I still depressed? recognizing and managing the ups and downs of bipolar II and soft bipolar disorder

ISBN 978-986-191-268-4（平裝）

1. 躁鬱症　2. 憂鬱症　3. 通俗作品

415.985　　98006978

心理治療 114　**我為什麼還是很憂鬱？**
**了解第二型雙極性疾患以及軟性雙極性疾患**

作　　者：Jim Phelps
總校閱者：陳信昭
譯　　者：陳信昭、王璇璣、謝佩君、陳婷婷、陳瑞和
執行編輯：李　晶
總 編 輯：林敬堯
發 行 人：洪有義
出 版 者：心理出版社股份有限公司
社　　址：台北市和平東路一段 180 號 7 樓
總　　機：(02) 23671490　　傳　真：(02) 23671457
郵　　撥：19293172 心理出版社股份有限公司
電子信箱：psychoco@ms15.hinet.net
網　　址：www.psy.com.tw
駐美代表：Lisa Wu　tel: 973 546-5845　fax: 973 546-7651
登 記 證：局版北市業字第 1372 號
電腦排版：葳豐企業有限公司
印 刷 者：正恒實業有限公司
初版一刷：2009 年 6 月


定價：新台幣 320 元　
ISBN 978-986-191-268-4

# 讀者意見回函卡

No. ______　　　　　　　　　　　　　　　　填寫日期：　年　月　日

感謝您購買本公司出版品。為提升我們的服務品質，請惠填以下資料寄回本社【或傳真(02)2367-1457】提供我們出書、修訂及辦活動之參考。您將不定期收到本公司最新出版及活動訊息。謝謝您！

姓名：____________　性別：1□男　2□女

職業：1□教師 2□學生 3□上班族 4□家庭主婦 5□自由業 6□其他____

學歷：1□博士 2□碩士 3□大學 4□專科 5□高中 6□國中 7□國中以下

服務單位：__________ 部門：________ 職稱：________

服務地址：______________ 電話：______ 傳真：______

住家地址：______________ 電話：______ 傳真：______

電子郵件地址：____________________

書名：____________________

一、您認為本書的優點：（可複選）

❶□內容 ❷□文筆 ❸□校對 ❹□編排 ❺□封面 ❻□其他____

二、您認為本書需再加強的地方：（可複選）

❶□內容 ❷□文筆 ❸□校對 ❹□編排 ❺□封面 ❻□其他____

三、您購買本書的消息來源：（請單選）

❶□本公司 ❷□逛書局⇨______書局 ❸□老師或親友介紹

❹□書展⇨____書展 ❺□心理心雜誌 ❻□書評 ❼其他________

四、您希望我們舉辦何種活動：（可複選）

❶□作者演講 ❷□研習會 ❸□研討會 ❹□書展 ❺□其他_____

五、您購買本書的原因：（可複選）

❶□對主題感興趣 ❷□上課教材⇨課程名稱______________

❸□舉辦活動　❹□其他______________

（請翻頁繼續）

| 廣　告　回　信 |
| --- |
| 台北郵局登記證 |
| 台北廣字第 940 號 |

（免貼郵票）

心理出版社股份有限公司
台北市 106 和平東路一段 180 號 7 樓

***TEL:*** (02) 2367-1490
***FAX:*** (02) 2367-1457
***EMAIL:psychoco@ms15.hinet.net***

沿線對折訂好後寄回

六、您希望我們多出版何種類型的書籍

❶□心理 ❷□輔導 ❸□教育 ❹□社工 ❺□測驗 ❻□其他

七、如果您是老師，是否有撰寫教科書的計劃：□有□無

書名／課程：__________

八、您教授／修習的課程：

上學期：__________

下學期：__________

進修班：__________

暑　假：__________

寒　假：__________

學分班：__________

九、您的其他意見

謝謝您的指教！　22114